OSEIRT

寝ている間に 老眼回復

東邦大学医学部客員教授
三井 石根

手術のいらない 視力矯正治療オサートのすべて

ATパブリケーション

はじめに

本書の出版予定は２０１４年の春。それは、ＴＢＳの人気番組「中居正広の金曜日のスマたちへ」で、私の行っている視力回復治療「オサート」が紹介された直後となります。番組を見た視聴者の方々の多くは、老眼にも効く「オサート」とは何かを調べようと苦労しているに違いありません。本書は、そのような方々の「オサートって何？」との疑問に答えるべく企画されました。

話は更にさかのぼり、ちょうど1年前の２０１３年3月22日。オサートが初めて「金スマ」で取り上げられことに始まります。1年前の「金スマ」では、オサートが画期的な近視治療法として、番組枠の1時間をまるまる使って紹介されました。番組の趣旨は、タレントの白鳥久美子さん（たんぽぽ）、春香クリスティーンさん、ＴＢＳアナウンサー高畑百合子さんの3人がそれぞれオサートを体験し、その近視改善効果を確かめるというものでした。

そして実際に、オサートで、3人とも見事に視力が改善されたのです。その様子が、スタジオでの生の視力測定で実証されて、番組は大反響となりました。特に白鳥さんの場合、オサート前には0・06であった裸眼視力が、オサート後にはなんと2.0にまで向上してしまい、その視力測定の場面では、司会の中居正広さんを始め、ベッキーさん、IMALUさん、東尾理子さんなど、参加していたゲスト全員からどよめきがおこり、大きなインパクトを残しました。

それから1年。今回のオンエアは、前回の近視治療に続く「オサート第二弾」。そして、テーマは「老眼治療」です。聞くところによれば、「金スマ」の視聴者層は40代以降の女性が多いとのこと。そして、この年代の女性の関心と言えば、「エイジング」。実際「アラフォー」世代以降を対象にした雑誌を開けば、「エイジング」や「アンチエイジング」をテーマにした特集がオンパレードです。

「エイジング」と言えば、少しぼやかしたオシャレな表現になりますが、日本語でいえばズバリ「老化」。その老化という歓迎できない現象を、実感を伴って突きつけられる最初のエピソードが、「老眼」なのかもしれません。

そもそもこの「老眼」という言葉の、あまりに「老化」を強調した響きが大きな問題ではありますが、誰しも、新聞を読む時に遠くに離さなければならなくなったり、近くを見る時に今までかけていた眼鏡を外さなければならなくなったりしたら、ずいぶん不自由を感じるものです。その時、とうとうこうなってしまった自分の視力に、「歳」を実感するのです。

そして、更に進んで老眼鏡のお世話になる「歳」に至っては、もはやその現実を悲しくも素直に受け止めて、老眼鏡に頼るしかありません。だから近視用のメガネをかけ始める時より、老眼用のメガネ（医学的には遠視用眼鏡）をかけ始める時の方が、私たちの受ける精神的な負担はずっと大きいはずです。

しかし、もしその老眼鏡をかける必要がなくなったとしたら、その時にはどれだけ「若さ」を実感することができるでしょう。老眼鏡なしで遠くも近くも見えるようになったら、おそらく「見える」という実利以上に、「若返った」と感じる精神的なメリットが大きいと思うのです。

その観点からすれば、老眼というテーマは超高齢社会に突入した日本の、「いまどき」のテーマとして、とても旬な話題と言えるのではないでしょうか。

しかし、オサートによる老眼治療は、近視治療の原理よりもずっと複雑なため、その治療の説明も近視の説明より一層難しくなります。前回のテーマ「近視」の時でさえ、「金スマ」放映直後から非常に多くのお問い合わせが殺到し、電話やメールでの対応では、オサートの治療原理を解りやすく説明することに難渋しました。近視の時ですらそのような状態であったのに、今回放映分のテーマは更に説明の難しい「老眼」です。金スマ第二弾の放映後には、老眼の治療説明を求めるお問合せで、三井メディカルクリニックの電話回線はとんでもないことになる。

そう思い悩んでいた時、ふと「本」を出すことを思いつきました。そういえば、この治療を初めて日本に紹介した時にも、一冊の本を出していました。もう13年も前のことになります。

今でこそ、色々なメディアでも紹介され認知度が高まってきた治療ですが、13年前にこの治療を初めて日本に導入した当時は「コンタクトレンズを夜寝る時につけて朝外せば、昼間は裸眼で生活できる」と説明しても、誰も信じてくれません。むしろ「コンタクトレンズを夜つけるなんて、絶対に目に良くない」とかたく信じられていた時代です。

そこで私は、日本にはそれまで全く存在していなかった治療法を説明するために、2001年春、「寝ているだけで視力が回復する」というセンセーショナルな題名の本を出したのです。この本を患者さんに読んでもらうだけで、どれだけ治療の説明を簡略化できたことか。当時、「夜付けて昼はずすコンタクト」による近視治療など、全く常識はずれの概念であったのにもかかわらず、その本のおかげで、この奇想天外とも言うべき治療法の仕組みを理解して頂くことができたのです。

「そうだ、その手がある」と思い至った私は、さっそくいくつかの出版社に連絡してみました。今あなたが、この本を手に取っているということは、今回の企画とその趣旨を理解して下さった編集者がいらして、金スマ放映日の直後に合わせ、なんとか刊行にこぎつけることができたということです。

今回の出版の主要テーマは「老眼」。「金スマ」と同期して企画された本書で、オサートによる老眼治療の仕組みが容易に理解できるよう、じっくり読み進めて頂きたいと思います。

最後に、この企画を２つ返事で引き受けてくださったＡＴパブリケーションの桑田さんに、こころから感謝の気持ちをお伝えいたします。

目次

第六章　オサートの更なるイノベーション

第一章

日本で初めてのオルソK

Oseirt 1

オルソKの産声

２０００年５月７日。これは日本で初めて、本格的な「オルソK」診療が始まった記念すべき日です。この日、東京・赤坂に開業した「三井メディカルクリニック」で、今まで日本には導入されていなかった新しい近視治療、「オルソK」の専門診療が開始されたのです。

当初、「コンタクトレンズを夜つけて寝ても大丈夫なのか」とか、「手術しないで良くなる仕組みがわからない」といった、ある意味で容易に予想される疑問に対し、あらかじめ書籍で説明しておこう。そんな目的から出版したのが『寝ているだけで視力は復活する』（青春出版社）という本でした。このいきさつは、本書「はじめに」の章に書いたとおりです。

実は、その本も、あるテレビ番組を見た出版編集者の「治療法を本にしてわかりやすく説明できれば、患者さんにも先生にもきっと役に立つはず」とのオファーから始まったことです。

彼が観たその番組は、2000年5月11日放映の、テレビ朝日「ダヴィンチの予言」(日曜午前放送)。この日のテーマは「近視? 寝ている間に治します」という内容でした。「ダヴィンチ」という番組名から推察できるように、世の中にまだ知られていない新しい発明や技術などを、番組ナビゲーターがその現場を紹介しつつ、原理を実証していくという内容の情報番組でした。残念ながら既にこの番組は終了していますが、斬新的な発明や技術を科学的な根拠を示して世の中に知らせる、良心的でスマートな番組であったことを覚えています。

この番組を観て、オルソKにその将来性を見出したのは、私に出版を持ちかけた例の編集者だけではありませんでした。もう一人、偶然に番組を観たことから、オルソKに大きな期待を抱いた少年がいました。後に騎手になった「的場勇人」君です。彼のお父様は、G1レースを何度も制した著名な騎手「的場均」さん。特に1993年、ライスシャワーに騎乗して天皇賞を制したレースは、的場騎手の名声を確固たるものにした有名なレースです。的場均さんは、騎手を引退後、調教師として美浦トレーニングセンターを中心に活動されていますが、彼の長男（的場潤一さん）も同じ調教師として活躍しています。

的場さん一家は、このように現在では競馬一家なのですが、実は騎手の的場勇人さんも調教師の的場潤一さんも、共にオルソKで裸眼視力を改善しています。彼らは競馬学校の入学に際して、オルソKで入学に必要な視力規定をクリアできたのです。特に的場勇人さんの場合、もし2000年の5月という時期に番組がオンエアされていなかったら、競馬学校への入学に間に合っていなかったかもしれません。

いずれにせよ、2000年5月11日、日本で初めてオルソKの存在を世に知らせたテレビ番組が「ダヴィンチの予言」でした。東京・赤坂にクリニックがオープンしてまだ間もない時期に、この番組を企画したプロデューサーの先見力には恐れ入ります。

Oseirt 2

メディアの評価は好意的

その後も、2000年はメディアへのラッシュが続きました。6月27日にはフジテレビ「スーパーニュース」での「近視治療最前線」。8月1日発売の「サンデー毎日」では「目を守る最前線」。9月14日発売の「女性セブン」、10月16日発売の「プレジデント」と続き、12月1日の「日経ヘルス」「日経トレンディ」「週刊ポスト」、12月23日発売の「週刊現代」と、現在なお人気のある雑誌に立て続けに取り上げられています。特に「日経ヘルス」はしっかりとした取材に基づく医療系雑誌としての定評がありますが、その12月号では「近視治療」という特集で、オサートの治療原理がたいへん解りやすく説明されています。

文字媒体としては新聞でも、12月27日付「産経新聞」では「コンタクトレンズで角膜矯正」との記事で紹介されました。その後も「日経新聞」などでは2005年5月19日朝刊「からだのお話」、2010年7月1日夕刊「角膜矯正治療　技術進歩ですそ野が拡大」と、2回にわたって取り上げられています。

まだ日本に入ってきて間もない治療法を、各種のメディアがかくも積極的に、しかも好意的に取り上げてくださった要因は、いったい何だったのでしょうか？

それは、オルソKという治療法が極めて安全だということが、誰にも直感的に理解できるからだと思います。リスクの少ない治療法だからこそ、受け入れやすいのでしょう。オルソKがメディアに取り上げられるとき、多くは「レーシック」などレーザーによる屈折矯正手術との比較で述べられることになるのも、このためだと考えられます。私としては、必ずしもレーシックの対立軸としてオルソKを捉えているつもりはありませんが、そのような立ち位置で説明することが、両者の違いを際立たせてそれぞれの特徴を説明しやすいのかもしれません。メディアがそのような扱いをするのも、致し方ないのでしょう。

用語説明

屈折矯正手術：角膜の形状を変えて、裸眼視力を向上させる手術。初期には、メスで角膜周囲に輪状切開を加えるRKという方法が行われたが、レーザーを使用して角膜中央部を削る手術法に移行した。角膜中央部の上皮をめくり上げた上でレーザーを照射するレーシックと、上皮をめくり上げずにレーザーを照射するPRKとがあるが、最近ではレーシックが主流。

Oseirt 3

レーシックとの比較で検証してみる

オルソＫが初めて日本に紹介された２０００年の時点において、すでにレーシックは近視治療の代表格としての地位を固め、日本でも隆盛を極めていました。

レーシックは角膜の表面をめくりあげて、その下の部分にレーザーを照射し、角膜を蒸散させることにより、角膜中央部の厚さを薄くします。実際に凹レンズ化するわけではありませんが、角膜の周辺部より中央部が薄くなると角膜の屈折率が弱まるので、近視が改善します。

医学的には厳密な表現とは言えませんが、あえてわかりやすくたとえるのなら、角膜を削ってその形状を近視用メガネのような凹レンズ状にすることによって、角膜自体がメガネ化するので、メガネをかけなくても裸眼視力が上がる、というわけです。

レーザーを照射した後は、照射中にめくり上げていた角膜表面（これをフラップと呼びます）を戻して、手術は終わります（図1）。これらに要する時間はわずか数分です。たった数分で、今までのメガネの生活から解放されるのですから、近視の人にとっては夢のような治療です。

しかし、近年になってようやく解明されてきたある種の不具合が、実は当時においても、ある程度リスクとしてとり沙汰されていたのです。

まずは、フラップの不安定性です。照射中めくり上げていたフラップは、レーザー照射後もとに戻されるのですが、とくに縫合するわけではないので、もしうまく接着しないと、しばらくして剥がれることもあります。また、フラップを戻す過程で異物が混入したりすれば、手術後の視力に影響します。

フラップの不安定性が問題となり、レーシックが不適切であると言われる状態もあります。角膜に不意に外力が加わったりした場合に、フラップが剥がれることが報告されているからです。たとえば、ペットの手足が目に入ったり、風圧や水圧を受けたり、あるいはボクシングなど角膜の表面をこするような外力が加わったり。このような場合に、フラップが剥がれると、一瞬にして視力が低下します。

図１　レーシックの原理

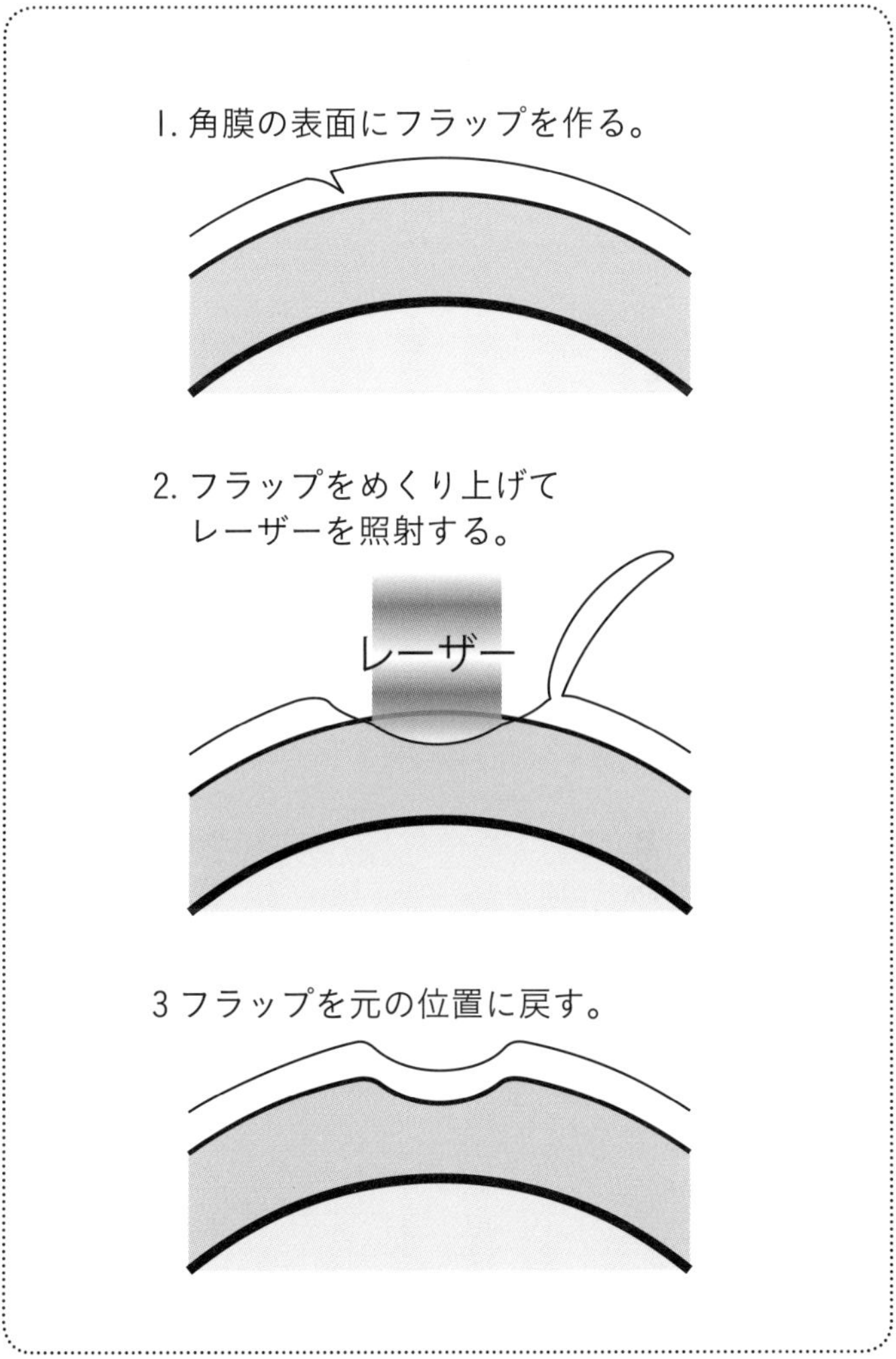
1. 角膜の表面にフラップを作る。
2. フラップをめくり上げて
レーザーを照射する。
レーザー
3 フラップを元の位置に戻す。

したがって、パイロットやボクシングの選手などにおいては、レーシックを受けることに一定の制限が加えられてきました。パイロットでは、風圧に対するフラップの不安定さの問題に加えて、気圧が減少する上空での眼圧変化と、それに伴う視力の変動も懸念されましたが、現在ではある一定の条件を満たせば可能となっています。

一方、ボクシングの場合、フラップを安定化させる術式も提案されてきましたが、いまだにレーシックへの懸念は払しょくされていません。当院にボクサー志望の若者たちが多数訪れる事実が、それを物語っています。

当院の患者さんに、オリンピック3連覇を成し遂げた女子レスリングの吉田沙保里選手がいます。彼女もレーシックのリスクを嫌ってオサートで視力を回復させたアスリートの一人です。ボクシングやレスリングの他にも、相撲・柔道・ラグビーなど、相手の手が直接目に接する機会の多い競技において、レーシックはリスクを負っています。

前述した競馬（騎手）の場合もそうですが、他にも風圧を受けたり水圧を受けたりする競技があります。競輪・オートレース・スキー・スケート・競艇・競泳・水球なども、レーシックを受ける際には慎重な検討が必要でしょう。

用語説明

フラップ：レーシックの際にめくり上げる角膜上皮の部分をフラップと呼んでいる。レーザーを照射した後にフラップは元の位置に戻されるが、特に縫合するわけでもないので、自然に癒着するのを待つ。フラップの生着が不安定な場合は、少しの外力で剥がれてしまうこともある。フラップの不安定さは、風圧や外力を受ける可能性のあるパイロットやボクサーなどのスポーツ選手、あるいは水の影響を受けるウォーターフロントスポーツなどで問題になる。

Oseirt 4

レーシックによる削り過ぎと近視の戻り

レーシックは角膜を蒸散して削ってしまうので、削ってしまった部分を元に戻すことはできません。仮に予定より多めに削ってしまった場合には、手術後、近視は良くなったものの、今度は遠視の症状に悩むことになるかもしれません。一時期、サッカー日本代表の本田圭佑選手が、レーシック後の遠視が原因で不調になっているのではないかと、週刊誌で騒がれたこともありました。仮にレーシック後に遠視になってしまった場合には、これを緩和させることは極めて困難です。レーシックに限らず、外科的手術というものは、基本的に切除してしまった部分を元に戻すことは大変難しいのです。ただし、後の章に述べるように、オルソKを進化させたオサートであれば、レーシック後の遠視を改善させる可能性はあるのですが…。

手術後の不具合として、レーシック後の遠視とは逆のパターンもありえます。通常、レーシック後には裸眼視力が改善して、ほとんどの人がその結果に満足します。しかし、しばらく時間が経過すると、その中の何人かには必ず近視の戻りが生じて、いったん良くなった視力が再び落ちてきます。この「近視の戻り」こそが、実は今、大きな問題になってきているのです。

レーシックでは、角膜の中央部を薄くして屈折率を減らすために、レーザーで角膜の細胞を削って薄くします。薄くなれば、当然その部分の角膜強度が低下します。ところが角膜は、眼球の内側から眼圧という圧力を受けているので、薄くなって強度が落ちた角膜中央部は、眼圧の影響で徐々に内側から外側に向かって盛り上がっていきます。すなわち再び、角膜の屈折率が増えてしまうのです。

このような変化は、角膜を削って薄くするというレーシックの原理上、物理学的には必ず生じる現象だと考えるべきです。そしてその影響は、できる限り薄くしなければならない強度近視の手術後ほど、大きく出やすいのです。

そのような理由から、現在では角膜を削る量を厳密に規定していて、強度な近視にはレーシックを控える傾向が強まってきました。しかし、このような現象がまだはっきりと認識されていなかった2000年当時においては、レーシックが近視を治す万能治療のような捉え方がされ、多少無理のある強度近視の症例にも手術が行われていたと思われます。今になって、レーシック後の再近視化に悩む患者さん達が多数当院を受診されるのが、その事実を物語っていると言えるでしょう。この傾向には、今後更に拍車がかかることが予想されます。

このように、手術という医療手段にリスクが伴うことは明らかであるため、手術にようない治療方法に対して、安全性というメリットが強調されるのも納得がいくところです。

まず、オルソKはフラップを要しませんし、角膜を削ることもありません。もし矯正しすぎて遠視になってしまった場合には、効果を落として対応することが可能です。逆に効果が足りなかったり、徐々に効果が落ちてきた場合には、更に治療のステップを上げたりして、その足りない部分を補うことも可能です。

そして、最も大きな利点と考えられるのが、レンズを外してしばらく経てば、角膜の状態は完全に治療前の状態に戻るということです。この「元に戻せる」すなわち「リバーシブル」であるという特徴は、一度削ってしまったら二度と元に戻すことのできないレーシック手術との大きな違いです。

いずれにせよ、この「リスクが少なく安全」という理由で、オルソKは日本においても比較的すみやかに普及していったのです。

Oseirt 5

オルソKは目にやさしい治療

このようなリスクの少ない治療のことを、医学的には「体を傷つけることが少ない」という意味で「非侵襲的」治療と呼びます。オルソKは、まさにこの「非侵襲的」治療の代表例です。そしてこの「非侵襲的」という言葉は、21世紀の医療のキーワードでもあるのです。時代は今、大きく切って治す「侵襲的」な治療から、なるべく小さく切る、あるいは切らずに治す「非侵襲的」な治療に移りつつあります。近未来の医療はその流れを更に加速させて、限りなく「非侵襲的」な方向に進んでいくことでしょう。

オルソKが「非侵襲的」治療であることの理由は、次の3つに集約されます。

まず第一が、「切らない」治療、すなわち手術をしない治療であること。これは何より、体を傷つける可能性が極めて小さいことを意味します。レーシックが完全な外科的治療であるのに対し、オルソKはむしろ内科的要素の強い治療と言えます。「非侵襲的」な理由の第二は、レンズの装用をやめれば、しばらくして角膜の状態は治療前の状態に戻る、ということ。必要に応じて治療前の元の状態に戻せるのですから、これは、安全を保障する確固たる裏づけと言えるでしょう。

そしてその第3は、治療にコンタクトレンズを用いるということ。コンタクトレンズは高度医療器具としてすでにその安全性が保障され、使用法を誤らない限り、特に目を傷めることがないことは、長年にわたって確かめられています。

中でも、ソフトレンズよりはるかに長い歴史を持つハードコンタクトレンズは、もし何か異常が生じれば、装用時に痛みを伴います。痛みは、安全性を保障する重要な要素です。もしレンズを装用していて痛みを感じたら、まずはレンズを外すことです。これにより、目が重篤な状態に陥ることを確実に防ぐことができます。すなわち、痛みの有無はレンズ装用の危険性を示す、安全のためのバロメーターなのです。

一方、ソフトコンタクトはレンズが柔らかいため装用感は良いのですが、逆にこれが仇となり、もし装用に何か不具合が生じても、痛みとして感じにくくなります。これは、安全面から考えれば、大きなデメリットと言えるのです。現在は、装用時の利便性からソフトコンタクトレンズが多用されていますが、ソフトレンズ装用者は、快適な装用感と引き換えに生じている目へのリスクを、常に自覚しておく必要があるでしょう。

オルソKに用いるレンズはハードレンズです。何かあったら痛みとしてそのリスクを示してくれるハードレンズは、装用時にはソフトレンズよりゴロゴロするものの、実際には目にやさしいレンズと考えるべきです。その点では、最近大変柔らかい素材が使われている、ある種のオルソKレンズの安全性には、少し気がかりがあります。

Oseirt 6

コンタクトレンズ自体のリスク

そのような、極めて安全性が高いとされるオルソKであっても、全くノーリスクというわけではありません。治療にコンタクトレンズを用いている以上、本来コンタククトレンズが背負っているリスクは、オルソKにおいても同等に存在します。

まずは、感染症。汚れた手のままでレンズの脱着を行えば、それだけ角膜炎や結膜炎を引き起こす可能性が増します。レンズをつけたり外したりする際には、しっかりと手を洗浄しなければ安全を保てません。

手の洗浄以上に衛生面で気をつけなければならないのが、レンズの洗浄と保管の方法です。使い捨てのソフトコンタクトに慣れてきた人は、ハードレンズには必須であるレンズの洗浄保存を煩わしいと感じるかもしれません。しかし、この管理を怠るとアカントアメーバ角膜炎などの重篤な感染症をきたす可能性もあるので、注意が必要です。レンズの汚れは、細菌やウィルスの温床となります。レンズ本体以上に、レンズケースに細菌やウィルスがこびり付いていることもあるので、ケースを清潔に保つ努力も必要です。

これらの指導は、ハードコンタクトを開始する際に必ず行われるはずですが、コンタクトの装用に馴れるにしたがって、徐々におろそかになってしまうようです。

コンタクトレンズで気をつけなければならない第2の問題は、ドライアイです。コンタクト装用を安全に続けるためには、コンタクトと角膜の間に、常に一層の涙の膜が張っていることが求められます。いわゆる、潤滑油としての涙の働きです。ドライアイが強くて、この涙の層が正常に保てなくなると、コンタクトと角膜が直接接触して角膜がこすれ、表面に傷がつきやすくなります。

しかし実際には、涙が足りないことによる不具合は、ハードコンタクト装用者よりもむしろソフトレンズ装用者の方において、ずっと大きな問題です。ソフトレンズを外してそのままにしておくと、レンズはすぐに乾燥してパリパリに固まり、容易に粉々になってしまいます。ソフトレンズが柔らかさを保つためには常に水分の供給が必要なので、いったん目の中に入れたソフトレンズは、その後目の中の水分すなわち涙を吸い続けて柔らかさを保ちます。ですからドライアイの目にソフトレンズをつけてしばらくすると、もともと少なかった涙の量が更に減って、だんだん目がショボついてくるのです。そして、レンズが目の表面に張り付いてしまうと、角膜への酸素供給量が減って、細胞の状態を悪くしてしまいます。

ハードレンズの場合はソフトレンズ程ではないにしろ、角膜表面とコンタクトレンズとの間に涙による適度の潤いを保つことが、やはりレンズの装用を長く安全に続けることの条件となります。強度のドライアイの場合はコンタクトレンズ装用そのものが困難となりますが、通常の診療では涙の量を測定し、適切な装用時間を指示したり、軽度のドライアイを疑う場合には、あらかじめ涙を補う成分の点眼液を使って、角膜障害の発生を抑えることになります。

これら、コンタクトレンズの不適切な装用に起因する問題は、いずれもオルソKに特有なものではありません。通常のコンタクトレンズを昼間装用していても、注意を怠れば起こり得るものです。

オルソKも含めて、ハードコンタクトレンズの場合、これらの不具合が生じた場合にはまずレンズの装用を中止します。そして感染症であれば抗菌剤を、角膜障害であれば角膜表面の傷を修復する点眼液などを用いて対応します。通常、角膜は3〜4日で再生してくるので、仮に角膜障害が生じてもその期間レンズを外していれば、その間に角膜は修復されるのです。

痛みや充血は、コンタクトレンズの装用において、たいへん重要なサインです。これらのサインが出てもなおレンズをつけ続けてしまえば、症状が進んで重篤な状態にまで陥りかねません。痛みや充血を認めたらまずレンズを外す。この原則を守っていれば、この治療は極めて安全な方法と言えるでしょう。

Oseirt 7

オルソKの原理

オルソKレンズは、基本的に夜間就寝時に装用します。ただしレンズには適切な度数を入れてあるので、つけても良く見えます。患者さんの中には、仕事の都合などで夜間に十分つけられなかった時などは、短い睡眠の後、追加的に起きてからも続けて装用する場合がありますが、その可否はレンズフィッティングを見て医師が慎重に決めます。

起きている時間帯にレンズをつけると、まぶたの動きや重力の影響で、レンズの位置が角膜中央部から大きく外れて、不適切な位置に変位してしまうからです。変位したレンズは角膜に固着しやすくなり、人工的にドライアイになったような環境を作り出します。こうなると角膜障害の原因ともなりかねないので、診療では常にレンズの位置と動きに留意します。医師の立場から言えば、オルソKに使用するレンズをつけるのは、できる限り夜間就寝時に限った方が安全だということになります。ところが夜間就寝時につけた場合にも、実は困った問題があるのです。それは「寝相」。

寝方に癖があると、どうしてもレンズの位置が正中に定まりにくくなります。オルソKが、夜間就寝時にレンズをつける睡眠時療法である以上、寝方がその結果に反映されてしまうのは、ある程度仕方のないことかもしれません。

オルソKのレンズは普通のハードレンズよりもわずかに大きく、その内側に4つから5つのカーブが切られています。図2を見てください。一番内側のカーブAはレンズが角膜の表面に圧力を加える部分で、その次のカーブBが角膜から反発して返ってくる力を吸収する部分、そしてカーブCはレンズが再び角膜に軽度の圧をかけてレンズ位置の安定化を図る部分、最後にカーブDはレンズと角膜の間に涙を導入してレン

図2　近視用オルソKレンズの形状と圧力分布

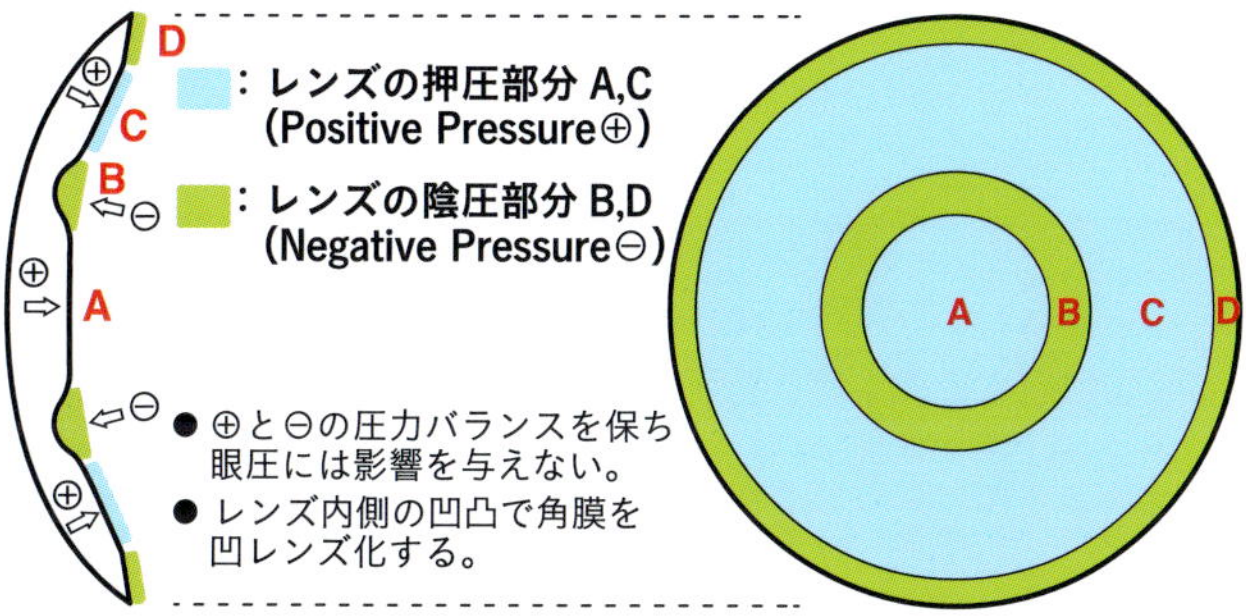

ズに適度の動きをもたらす部分です。

このように、レンズが角膜に対して押圧をかける部分A・C及びレンズが角膜に対して陰圧をかける部分B・Dとの圧力バランスにより、レンズ全体で角膜の形状を変えていくのが、オルソKの原理です。その圧力バランスをいかに変えて、個人個人で微妙に異なる角膜カーブを、近視改善に必要とされる量に応じて角膜に働きかけていくのかを決めるのが、レンズをデザインする作業です。

Oseirt 8

すべてはレンズをデザインする技術

レンズをデザインする際には、まず患者さんの実際の目に、用意されているテストレンズ（正確にはトライアルレンズ）を載せてみて、そのレンズフィッティング、すなわちレンズの圧力バランスを確認する作業から始まります。技量のある医師であれば、最適なトライアルレンズを一回でピタリと決めることもできますが、更に最適なフィッティングを求めて何度かテストレンズの入れ替えをおこなって、徐々に最適な状態に近づけていきます。

角膜形状は一人ひとりで全く異なり、指紋と同じように世界中で誰一人として同じ形状を示すことはないので、その精密なデータを解析して一人ひとりに違うテストレンズを選んでいきます。したがって、テストレンズの用意が多ければ多いほど、どのような角膜にも対応できるフィッティングが可能になります。通常、オルソK用に用

図3　近視用オルソKレンズのフィッティング

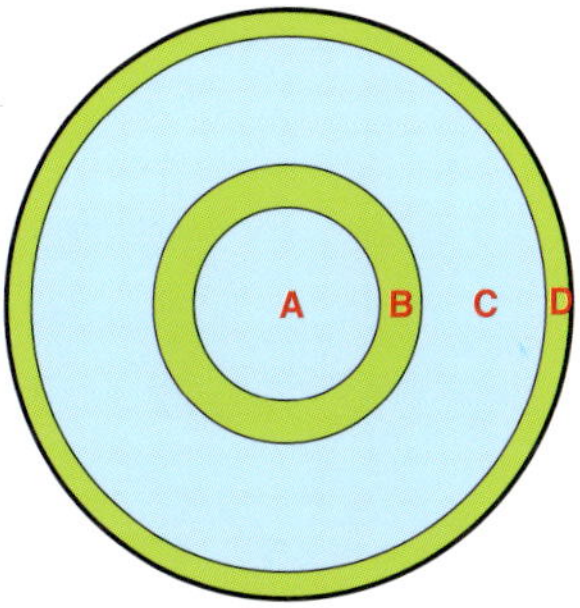

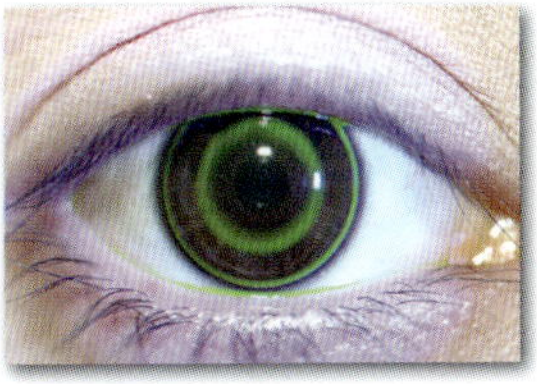

レンズがちょうど角膜の中央におさまり、B・Dに相当する部分が検査液の緑に染まっている。
理想的なフィッティング。

意されているテストレンズの数は数十枚程度なので、どうしても最適なフィッティングを追求するのには難がありますが、後述するオサートであれば、用意されているテストレンズの数はおよそ2万枚なので、どのような角膜形状に対しても最適なレンズフィッティングを求めて精度を高めていくことが可能です。

図3には、近視を改善する場合の、最適なレンズフィッティングの様子を示しています。レンズがちょうど角膜の中央におさまり、図1のB・Dに相当する部分が検査液の色である緑に染まっています。このようなフィッティングができれば、オルソK

の効果が間違いなく望めるはずです。

オルソKが効果を発揮するか否かは、そのすべてがレンズをデザインする医師の技量にかかっていると言っても過言ではありません。このレンズデザインは、実際に患者さんの目の中にあるレンズフィッティングを目にしている医師独自の判断に基づくことが重要ではありますが、仮に同じデザインで発注しても、出来上がってくるレンズの細部は、レンズを作っているメーカーやレンズの素材によっても微妙に異なってくるので、注意が必要です。

さて、レンズが出来上がってきたら、最初の診察でそのフィッティングを確認します。前回のレンズはテストのためのレンズであって、レンズには度も入っていませんでしたが、出来上がってきたレンズは世界でたった一枚。その患者さん専用に特注で作ったレンズです。テストレンズのフィッティングを基盤に、細部にまで微妙な調整を加えてデザインされたレンズなのです。

第二章

オルソKから
オサートへ

Oseirt
1

なぜ日本でオルソＫを始めたのか

前章で述べたオルソＫの診療スタイルは、あらかじめモデルがあったわけではありません。２０００年5月、私が初めて本格的にこの診療を始めるまで、日本での実績がなかった訳ですから、手本とするスタイルがなかったわけです。最初はすべてが手さぐりの状態で、日本で初めてのオルソＫ診療を始めるしかありませんでした。

しかし、私自身は米国でＮＡＳＡ（米国航空宇宙局）とＭＩＴ（マサチューセッツ工科大学）で宇宙医学や遠隔医療用新素材の開発に携わっていた時に、オルソＫを始め、自身の裸眼視力の改善を実感していました。その実体験が、後に私が日本でこの診療を始めた動機となりました。

その後、この診療を推進しているアメリカの学会（National Eye Research Foundation）に入会して技術を習得した私は、更にその学会の会長であったDr.

Wesleyと学会の理事であったDr. Boshnickから直接技術指導を受ける幸運にめぐり合いました。この時期、もともと0・02の強度近視であった私の視力は、米国で始めたオルソKによって0.4にまで上がっていました。

実は、私がNASAで研究していたのには訳があります。本当なら、NASAには宇宙飛行士候補として、訓練のために行きたかったのですが、私の裸眼視力では宇宙飛行士の選考基準に遠く及びません。私の強度近視を治すのには、当時、最新と言われたPRKというレーザー治療しかありませんでした。しかし、NASAは、宇宙飛行士の視力矯正に、レーシックの前身であるPRKを禁じていました。強度近視である私の視力を良くする方法はPRKの他にはありませんでしたから、夢をあきらめざるを得なかった私は、目標を変えたのです。「宇宙飛行士になれないのなら、宇宙飛行士をバックアップする仕事をしよう」

そして私は、NASAで宇宙医学の研究に加わることになったのです。その後、宇宙での応用も可能な遠隔治療用新素材の研究のためMITの研究員にもなりましたが、アメリカにいた当時の私は、一貫していかに宇宙に近づくかをテーマにしていました。

しかし同時に、アメリカでオルソKを体験し、その効果を実感していた私は、「どうして日本にこの治療法がなかったのだろう」と思うようになりました。「もしこの治療が日本にあったなら、レーザー手術以外の方法で私の視力も改善して、宇宙飛行士になる夢をあきらめなくて済んだかも知れない」

Oseirt 2

診療開始

2000年の春、NASAとMITでの研究を終えた私は、日本に戻りました。アメリカに行く前に勤務していた国立国際医療センター（現在は国立国際医療研究センター）や、出身大学である筑波大学の医局から、「戻ってこないか」とのお誘いを頂いていましたが、私にはある別の思いが頭をもたげていました。

アメリカ滞在中にオルソKのおかげで視力が改善していた私は、この技術の存在を日本にも広めたいと願うようになっていました。「私と同じように視力の規定が壁となって夢をあきらめなければならない若者がいるとしたら、オルソＫの診療を介して、その人達の役に立ちたい」と強く想うようになっていたのです。オルソＫの効果を実感している私は、まだ日本人には知られていなかったこの医療をこの国に知らしめることが、いつの頃からか、医師としての自分の使命のように感じていたのです。

私は、おそらく日本人の「医師」として、初めてオルソＫを体験した「患者」です。日本人医師が体験したことのなかった治療であれば、オルソＫが日本に知られてこなかった事実にも頷けます。しかし私より前に、実はある業界ではオルソＫの存在が知られていました。それは航空業界です。

私は「宇宙」と共に、「空」への憧れも強く、国土交通省からの指定を受け、パイロットの健康診査をおこなう航空身体検査医でもあります。かつて、スカイマークエアラインが日本の航空業界に風穴を開けるべく新規参入した時、私はその航空医学面を担当していました。その際、友人のスタッフから、初めてオルソＫの話を聞きました。「アメリカには、手術しなくても視力を良くする治療法がある」と。１９００年代当時、必要に迫られて、オルソKで視力を改善したパイロットが、日本人にもいたようです。

ちなみにアメリカにおいては、FAA（連邦航空局）がパイロットの視力矯正としてオルソKを認めており、ユナイテッド航空やアメリカン航空で何人のパイロットがオルソKを行っているかのデータも公表しています。アメリカに渡った私は、NASAでの研究の合間に、近くのフライトスクールでセスナとヘリコプターの操縦訓練を進めていました。

そこでまた教官から、前にも聞いたものの、ほとんど忘れかけていたあの話を聞いたのです。「アメリカには、手術しなくても視力を良くする治療法がある」と。以前と同じ航空関係者から発せられた同じフレーズに、私はハッとしました。そんなに言うのなら、「ダメもと」でもいいからトライしてみようかな。それが実際の気持ちでした。「日本ではできないのだから、せっかくアメリカにいる間に試してみるだけ試してみよう」という、「ダメもと」に近い、軽い気持ちでした。

おそらく今ここまで読み進めている皆さんの中にも「夜コンタクトレンズをつけ

る」ことに、まだ疑問を感じている方がいることでしょう。当時の私も同様でした。しかも医師として、原理がわからないものをそのまま信じる訳にもいきません。半信半疑のまま、Dr. Boshnickのクリニックで、初めてテストレンズをつけたときの不安感を、いまだに覚えています。

日本でオルソKの本格診療を考え始めたとき、私は全米を巡ってこの診療の実際を見学し、技術の指導を受けました。この経験は、日本での診療スタイルを築いていく上で大きな参考になりましたが、実際にはいくつもの工夫を重ねなければなりませんでした。

Oseirt 3

日本独特の事情

日本で診療を始めてまもなく、アメリカで行われているオルソKの現場とは異なる「あること」に気づきました。それは日本でオルソKを希望して来院される方は、圧倒的に強度近視が多いという事実です。

アメリカの場合、２０００年以前の段階で、オルソKを行っている患者の数は、すでに１００万人を超えていると言われていました。その多くは、さほど近視度が強くない軽度から中等度まで、視力で言えば0.1以上くらいまでの近視です。0.1を下回るほどの強度近視は、米国ではオルソKでなく、レーシックを受けていると考えられます。オルソKの場合、もともと軽度から中等度までの近視を対象にしてきたので、強度近視を治すには技術的に限界があるからです。

ところが日本において、治療の対象を軽度から中等度に限ったとすると、そのほとんどがオルソKは不可能な患者さんとなってしまいます。実際、日本での診療を始めて間もなくの頃は、初診で受診される患者さんの半分近くはオルソKでカバーできる範囲の近視度を超えていたために、治療をお断りしていました。

そのうち、患者さんたちから「強い近視でも治療できるように何とかして欲しい」という強い希望が多く聞かれるようになりました。

アメリカでは、オルソKの適切な治療範囲として、マイナス4ジオプターまでの近視を想定しています。ジオプターとは近視などの状態を表す医療上の単位です。この数字が大きくなればなるほど、近視の度合いが強くなることを意味します。数字の前がマイナスなら近視を、プラスなら遠視を表します。もし皆さんが使い捨てのソフトコンタクトレンズをしている状態なら、そのパッケージにレンズの度合いが表示されているはずです。

アメリカで想定するマイナス4ジオプター（以降D）は、裸眼視力としては0.1程度の近視です。アメリカでは、近視よりむしろ遠視に悩む人の方が多いくらいですから、マイナス4ジオプターまでを治療範囲に限っても、ある一定人口の近視患者に、オルソKはかなり有効であると考えられます。ところが強度近視が圧倒的に多い日本において、アメリカで効果的なオルソKが、そのまま日本でも有効であるというわけではありません。実例として、マイナス7Dであった私の近視は、確かにアメリカでのオルソKでマイナス3Dにまでは低下し、0・02であった裸眼視力が0.4にまでは上がりましたが、それ以上に近視を改善することは叶いませんでした。

強度近視が多い日本においても有効な治療法として、どうやってオルソKを改善するか。これが、日本で診療を開始した私に、たちまち押しつけられた大きな難題でした。

Oseirt 4

実績の積み重ね

強度近視の患者にどのように対応するか。この難しいテーマをかかえつつ日々の診療を進めていく中で、徐々にそのアイディアが湧いてきました。オルソKで有効な近視度はマイナス4Dまでですが、1年後には、それを6D程度までに範囲を広げることができるようになっていました。その間に、テストレンズに改良を加えたからです。今まで1段階でしか治療していなかったものを、2段階まで治療を進められるようにデザインを変えていったのです。用意するテストレンズも、始めのうちの50枚程度から、その頃には150枚程度にまで増えていました。

それでもなお、マイナス5Dまでが何とか精いっぱいの状況で、それを超える近視や強度の乱視には、依然として悪戦苦闘の日々でした。クリニックには毎日毎日、色々なレベルの近視と乱視をもった患者さんが訪れます。その一人ひとりの角膜が、私にとっては挑戦しがいのある大きな課題でした。誰にも教えを請うことのできなかった私にとって、患者さんの角膜こそが、唯一の教師だったのです。何しろ、日本にはオルソKについての疑問に答えてくれる先生がいなかったので、すべてを自分で考え、自分で試み、その結果を検証することで、さまざまな疑問を一つ一つ解決していくしかなかったのです。

おかげで、2年もすれば、どんな角膜を見ても何とか対応する技術を身につけ、マイナス6Dまでの近視に対して、3段階のステップで治療を進めるシステムを構築することができました。この、ステップを踏んで強度近視にまで対応する技術は、そのレンズデザインと共に、治療の方法としても米国特許を取得しています。

この頃になると、日本にも「オルソK」の存在は徐々に知られるようになり、関心を持たれた眼科医の間で、簡易的なオルソK診療が行われるようになりました。何が簡易的かと言うと、クリニックに訪れた患者さんにテストレンズを貸し与え、一定のお試し期間をおいて、仮にそのレンズが効果的であったら正式に治療を始め、逆にお試し期間で効果が出なかった患者さんには治療をあきらめてもらう、という場当たり的なものであったからです。

私はアメリカでオルソK診療の実際を学び、学会の重鎮から技術指導を受けましたが、日本で一般的になりつつある、このような診療を行っているところは1か所もありませんでした。オルソKは、レンズフィッティングを詳細に検討し、少しでも不具合があればそれに微妙な調整を加えていく、非常に繊細で慎重な治療です。もし、私が指導を受けたDr. WesleyやDr. Boshnickが日本の実情を見たら、大きく嘆いたに違いありません。

Dr. Wesleyが誇らしげに口にした言葉があります。「我々はこの治療を本当に慎重に進めてきた。医療裁判が多いこの国で、オルソKに関しては今まで1件の訴訟もないことが、その実績を物語っている」（もちろん英語ですが）と。

アメリカで実績を積み上げたオルソK診療の、重みを象徴するDr. Wesleyの言葉は、その後の私の診療の基盤になっています。

Oseirt

5

オルソKの限界

近視と乱視に関しては、特許を踏まえた技術で、強度なレベルまである程度対応できるようになりましたが、オルソKのレベルではどうしてもカバーできない状況がありました。それは「円錐角膜」と「遠視」です。

私のクリニックも、色々なメディアで報道されるようになると、単なる近視や乱視だけでなく、様々な問題を抱えた患者さんからの問い合わせが多くなりました。中には、円錐角膜という疾患で視力が出にくくなったり、近視だと思っていたら遠視のために視力が出にくくなったりした状況もあります。このような、極めて難しい状況の患者さんほど、他で断られたので何とかならないか、と切実に訴えかけてきます。

オルソKは本来、近視を良くする治療法です。しかも、もともとは軽度から中等度までの近視をカバーする、限界のある治療法なのです。それを何とか、日本人に多い強度な近視と乱視まで対応可能なレベルにまでは引き上げましたが、「円錐角膜」と「遠視」の角膜を良くするのは、近視と乱視を良くする技術の延長線上にはないものです。全く次元の異なる、「想定外」の話なのです。

当然のことながら、「円錐角膜」と「遠視」の患者さんには、進化させたオルソKの技術でも対応することは難しいと説明して、丁寧にお断りしていました。しかし、ある円錐角膜の患者さんと関わるうちに、何度お断りしても「たとえ大きな効果が望めなくても、今より少しだけでも良くなる可能性があるのなら、是非試させて欲しい」という強い訴えに根負けして、円錐角膜にも効果を上げるために工夫を凝らしたレンズの開発に入りました。

同じころ、「遠視」についても、次のようなエピソードがありました。それは京都在住の小学生の患者さんです。ある日、お母さんと共に訪れたその女の子は、小学1年生でした。ちょうど1年前、就業時検診で視力検査をしたところ、思いもよらなかった「遠視」を指摘されたとのこと。確かに、お母さんは子供の目が悪そうな状態であることを感じてはいたものの、軽い近視程度と思い、まさか遠視であるとは夢にも思っていなかったそうです。検診で初めて判明した遠視に対し、近隣の大学病院を複数受診したものの、遠視用のメガネを勧められるだけで、裸眼視力そのものを良くするような治療はない、と言われたとのことでした。これはごく標準的な対応であって、基本的に子供の遠視にたいしては遠視用のメガネをかけることが、医学的に最も常識的な対応です。

しかし、ここで大きな問題が生じたのです。病院で勧められた遠視用メガネをかけて学校に通い始めたところ、間もなく「いじめ」にあって、この女の子は不登校になってしまったのだそうです。遠視用メガネは拡大鏡と同じ形の凸レンズなので、強い遠視の場合は、メガネをかけている本人の目がたいへん大きく見えてしまいます。この女の子の遠視はプラス４Dという強度遠視であったため、メガネをかけて登校すると、学校では「トンボ、トンボ」と揶揄され、すっかり不登校になってしまったようです。女の子の気持ちは良くわかります。

しかし、本当に悩んでいたのはむしろお母さんの方でした。この状況を病院で相談してみれば、「そうは言ってもメガネをかけなければ、遠視を矯正できずにもっと視力が悪くなってしまいますよ」という医師の言葉に従うしかありません。家に戻って娘にメガネをかける必要性を説けば、娘は娘で「メガネをかけるくらいなら、もう学校へは行かない」とかたくなに拒否する。そんな板挟みで、「いったい私はどうすればいいのでしょう。もうノイローゼになりそうです」と、泣きつかれてしまいました。

それでもやはり、「オルソKは近視を良くすることはできますが、遠視を治す治療ではないのです」と答えるほかにありません。しかし、それでもなお同じ訴えを繰り返すお母さんのつらい気持ちに動かされ、つい「何とかしてみましょう」と答えてしまいました。

しかし、それからが大変でした。遠視のデザインは今までこの世の中に存在しなかったものですから、完全にゼロからのスタートです。基本的な設計段階から、何度も何度もアイディアを練り直す、試行錯誤の日々が始まったのです。

用語説明

円錐角膜：角膜の表面が徐々に突出して視力が低下する疾患。裸眼視力と共に矯正視力も低下する。

一般に、10代後半から40台前半にかけて進行する。角膜形状解析を行わないと正確には判定できないので、一般的な眼科検査では見逃され、病気が進行してから診断される場合が多い。円錐角膜の患者にはレーシックは禁忌とされる。

Oseirt 6

試行錯誤

「円錐角膜」のデザインは、ステップアップして段階的に近視を改善していくパターンの概念を、更に大幅に進める方向で試みる過程で、何とか目途は立ってきました。しかし、同時期に並行して進めていた「遠視」の方は、なかなか順調には進みません。理論的には近視のデザインの逆を行えば何とかなりそうだとは思っていましたが、実際にはそう簡単な話ではありませんでした。それでも、何度か基本パターンを変えて、大まかな遠視用のレンズデザインを描くにまでは至りました。

次はこれを実際に試してみる段階です。新しい試みを行う時、私はまず自分の目で確かめます。これは、実際に「自分の目を使って試験する」という意味です。強度近視に対応すべく、今までにあったオルソKのデザインを新たなものに進化させた際にも、私は自分の目を使ってその効果を確かめつつ、徐々にデザインを洗練された状態に近づけていきました。テストレンズの試作品を作るたびにそれを自分の目に入れ、一晩つけた後にデータをとり、より効果的にするには、更にどこを変えていけばよいのか検討して、再び新しいテストレンズのデザインに反映させる。そのようなプロセスを何度も何度も、およそ3か月にわたって繰り返すことで、強度近視にも対応可能なオルソKの進化バージョンを開発しました。実際に、0・02であった私の裸眼視力は、アメリカで行ったオルソKでは0.4までしか改善しませんでしたが、自分で開発した「オルソK進化バージョン」によって、今では1.2にまで向上しています。

新しいレンズは自分の目で試してみるに限ります。所詮、機械による眼科的なデータは、客観的に論議するためのものであって、最終的に良く見えるか見えないかは、きわめて主観的な、患者自身が訴える感覚です。たとえ客観的なデータが良好であっても、実際に患者が感じている主観的な見え方が悪ければ、何の意味もありません。

おうおうにして、医師は客観的なデータですべてを判断しがちですが、実際に患者さんが感じている見え方に、もう少し耳を傾けるべきであると、私は常に思っています。ですから、新たなことを試す時、その適否を判断するために、私はまず自分の目でその効果を判断することにしているのです。

遠視用オルソKのレンズを新しく開発した際にも、「進化型オルソK」で改善した裸眼視力が、遠視用レンズをつけることで逆に悪くなっていく様子を、自分の目で確かめることができました。近視を良くするためには、角膜中央部に圧力をかけて扁平化（凹レンズ化）させます。一方、遠視を良くするということは、近視とは逆に、角膜中央部を盛り上げて急峻化（凸レンズ化）させなければなりません。近視が良くなって平坦化した私の角膜に遠視用レンズを装着させれば、せっかく扁平化した角膜が、遠視用レンズの作用で急峻化していくので、視力はもとに戻るように悪くなってしまうのです。

このようにしてその効果を確かめた後に、あの京都の女の子に、世界で初めて「遠視用レンズ」が試されたのです。このレンズは、もはやオルソKではありません。従来のオルソKにはなかった、遠視を治すレンズなのですから。

遠視用レンズが実際の患者さんに試されることになった2か月後、今度は円錐角膜の患者さんに、やはり世界初となる「円錐角膜改善用レンズ」が試されました。これも、従来のオルソKレンズではありません。オルソKの適応基準の中に、円錐角膜はむしろ適応不可の疾患とされているからです。すなわち、従来のオルソKでは適応外とされてきた円錐角膜に対し、新たにその壁を超えるレンズが登場したことになります。

ただし、このレンズは、私の目を使って確かめることはできませんでした。私は単なる強度近視であって、円錐角膜ではなかったからです。円錐角膜用に開発されたレンズは、従来のオルソKレンズとは似ても似つかないほど、レンズ全体に大幅な変更が加えられていたからです。普通の人がつけようとしても、痛くてつけられません。実際の円錐角膜でなければ、角膜にレンズを乗せることさえ叶いません。こればかりは、実際の円錐角膜の患者さんの目に入れて効果を確認するしかなかったのです。

このレンズもまた、遠視用レンズ同様に、従来のオルソKではありません。そのレンズフィッティングを見れば、いかに通常のオルソKレンズのフィッティングと異なっているのかを、容易に理解することができることでしょう。

Oseirt

7 オサートの誕生

試行錯誤の上、ようやく患者さんに提供できる2種類のレンズシリーズを揃えて、私はそれらを「オサート」というコードネームで呼ぶことにしました。「オルソK」の限界を超えた「オサート」の誕生です。

オサートとはOcular Surface and External Integrated Remodeling Therapyの頭文字OSEIRTを採った略語です。日本語には訳しがたいのですが、しいて訳すのであれば「前眼部統合的リモデリング療法」とでも呼ぶことができるでしょう。すなわち、角膜だけでなく眼瞼（まぶた）の動きや、虹彩の動きに連動する瞳孔径なども考慮して、眼球の前方部分、すなわち前眼部を構成する要素全体を統合的に調整して視力の改善を図る治療法です。

オルソKが、単に角膜の形状を軽度に扁平化させるだけの治療法であるのに対し、オサートでは角膜形状を扁平にも急峻にも自在にデザインしてコントロールし、しかもその究極の目標として、変化した角膜形状を、最も望ましい状態で固定化することを念頭においているのです。これが達成されれば、オサートはレーシックを凌ぐ、全く新しい恒常的な視力矯正治療になるはずです。

オサートのレンズシリーズには、まず「円錐角膜用」と「遠視用」がラインアップされました。円錐角膜用オサートはすでに300例を超える円錐角膜患者に使用され、その7割ほどが、裸眼で生活できるレベルにまで裸眼視力の向上を示しています。

一方の遠視用オサートは、およそ400例の遠視患者に適用され、プラス2D位までの遠視であれば、ほぼ全例に、遠視が減って軽度の近視にまで傾けることができるほど、遠視の改善効果を示しています。遠視の改善した最高値はプラス6Dからマイナス1Dにまで変化した例がありますが、通常は、遠視の数値が大きくなればなるほど、その効果にはいまだ限界があります。

次章では、これらの改善の様子を、具体的な例で説明していきましょう。

第三章

オサートとは何か？

Oseirt

1

円錐角膜を治す

円錐角膜用オサートを実践した最初の患者さんは、32歳の男性でした。彼は小学生まではさほど目が悪い方でもなく、多少遠方は見えにくいものの、日常的にメガネをかける必要性は感じていなかったということです。これは、小学生としてはごく普通の状態であって、携帯電話やスマートフォーン、携帯型ゲーム氾濫によって近視化の傾向が一層進んでいる昨今にあっては、むしろ目が良い方の部類かもしれません。

ところが、中学生になり、座席が後ろの方になると黒板の字が見えにくくなってきたため、授業中にだけメガネをかけるようになりました。これもまた、良くあるパターンです。ちなみにクラブ活動は野球で、ポジションは内野だったとのこと。そして高校に入り、やはり野球部に入ったものの、裸眼で野球をするのには視力が足りないと感じ、使い捨てのソフトコンタクトを使い始めました。

しかし、コンタクトの度数を上げていっても徐々に見えにくい状態となり、大学を卒業して就職してからは、ソフトレンズでの見え方にだいぶ不自由を感じていたようです。しかし就職後は仕事が忙しく、なかなか眼科でしっかり検査する時間がとれないため、ソフトレンズは以前と同じ度数のものを通販で購入していたそうです。ところが2年ほど前、30歳になったころ、それまでのソフトレンズではあまりに見えにくく、仕事にも支障をきたすようになったので、今度こそ眼科でしっかりと検査した上で、コンタクトの度数を良く見えるものに変えようと考え、久しぶりに眼科を受診したそうです。ちなみに、彼はソフトレンズのみに頼り、中学生の時以来、メガネは一切作っていなかったようです。

ところが、眼科を受診してみてびっくり。単なる近視の進行どころではなく、実は円錐角膜がかなりの程度にまで進行していて、すでに普通のソフトコンタクトやメガネでは十分な矯正視力すら得られない状態にあることが判明したのです。唯一、円錐角膜用のハードレンズをつけることが勧められましたが、少し試してみたところ、痛くて痛くて、とてもレンズをつけて仕事ができる状況ではありません。やむを得ず、そのレンズを装用することを断念し、十分な視力ではないながらも、なんとか0.4程度までは視力が出るソフトレンズを処方してもらっている状況でした。

円錐角膜の診断は、彼にとっては大きなショックでした。このまま進行したら、献体から採取した角膜を移植するしか方法がないとも告げられ、更にショックを大きくしたようです。その眼科では無理だと言われたものの、別のところだったら可能かもしれないという淡い期待を抱いて、今度はレーシックを行っている別の病院を受診してみました。しかしそこでも同様に、「円錐角膜にはレーシックが不適合とされていて手術ができない」と、前医と同じことを言われ、更にここでも角膜移植の可能性が示唆されて、絶望のどん底に突き落とされたようだったと話していました。まさに、藁をもつかむ気持ちで、当院を受診されたのです。

レーシックはできないと突き放された彼に、新しく開発された円錐角膜用オサートは、極めて有効でした。1か月の装用で、すでに彼の裸眼視力は0.8に改善し、円錐状であった角膜形状もほぼ正常のカーブに戻っていました。それに伴い、0.4までしかなかった矯正視力も1.2にまで改善し、通常の近視・乱視と変わらない状態を示していたのです。この結果はクロスリンキングという新しい技術と合わせて海外の学会で発表していますが、注目を浴びました。

ひとたび糸口がつかめれば、あとは症例を重ねるだけです。様々なタイプと、色々なレベルの円錐角膜にオサートを用い、現在では、ほぼその適応範囲も定まってきました。

用語説明

クロスリンキング：365nmの波長を持つ医療用紫外線とリボフラビン（ビタミンB2）を用いて、角膜実質のコラーゲン繊維間に架橋を形成（クロスリンキング）して、コラーゲン線維の強度を高めることで、角膜の形状変化を最小限にとどめる治療法。円錐角膜の進行を抑える治療法として欧米ではスタンダードになりつつある。ヨーロッパの安全基準であるCEマークを取得済み。

Oseirt

2

遠視を治す

遠視用オサートの最初の患者さんは、いわずもがな、京都の女の子です。医師と娘の板挟みになってつらい思いをしていたお母さんを救うプロジェクトです。

この女の子の遠視はプラス４Dの、強度な遠視でした。そのため、通常30センチから50センチの近いところを見る近見視力は０・03、一方5メートル先の遠方を見る遠見視力は0.3でした。遠視というと、遠方は相当良く見えるのではないかと思いがちですが、遠視も強度になると調節する力が働かないために近方も遠方も共に視力が落ちてしまいます。これだけの遠視をメガネで矯正しようとなると、彼女がそれで悩んだように、目がとても大きく見えてしまいます。

彼女に、さっそく遠視用オサートが装用されました。レンズフィッティングは良好です。これを毎晩寝る時につけて、あとは徐々に角膜の形状が急峻化するのを待つだけです。

1か月後、彼女が受診した時、もう遠視用のメガネをかけてはいませんでした。さっそく視力検査をしてみると、なんと近見視力は0・03から0.8に、遠見視力は0.3から1.0に改善していたのです。そしてプラス4.0Dであった遠視度は、1か月の装用でプラス1.5Dにまで低下していました。世界で初めて、夜付けて寝るコンタクトレンズで、遠視が改善する効果を確認した瞬間でした。

その後、レンズデザインを更に変えて、オサートを段階的にステップアップしていったところ、彼女の目の状態は遠視度ゼロを通り越して、なんとマイナス0.5Dという軽度に近視化した状態にまで進んだのです。マイナス0.5Dという近視レベルは、小学生が学校で生活するのに、ちょうど良いくらいの状態です。これなら遠くも近くも、ほとんど彼女の目に負担をかけることなく、良く見えるはずです。

遠視を治すオサートは、いったいどのような仕組なのでしょう。原理的には、近視と逆の圧力パターンを角膜表面に作用させます。図4を見てください。上段の図が近視用レンズの圧力分布ですが、中段の図ではその分布がまったく逆になっていることがわかるでしょう。

すなわち、近視では押圧部分であったA領域が、遠視では陰圧となり、近視で陰圧部分であったB領域が遠視では逆に押圧に、そして近視で押圧部分であったC領域は遠視では陰圧になっています。図に示せば簡単なことですが、実際に効果を上げるためには、この圧力差を詳細に解析して、絶妙な圧バランスを作り出すことが必要になります。その圧バランスを設計するためのレンズデザインは、近視用レンズのそれよりも、はるかに難しいものでした。

近視の治療は、角膜中央部に押圧をかけて表面の形状を扁平化していきます。上から圧力をかけて、ある程度の厚みを持っている角膜を圧縮して薄くしていくのです。角膜の中央部を薄くする点ではレーシックと同じですが、レーシックの場合は角膜を物理的に削って薄くするのに対し、オサートの場合は削らずに圧縮して薄くしていきます。

これを漬物にたとえてみましょう。漬物樽の上の重石を徐々に増やしていけば、その重みに応じて漬物が圧縮され、徐々に漬物の厚さが減じていきますが、オサートも

図４　遠視用オサートレンズとフィッティング

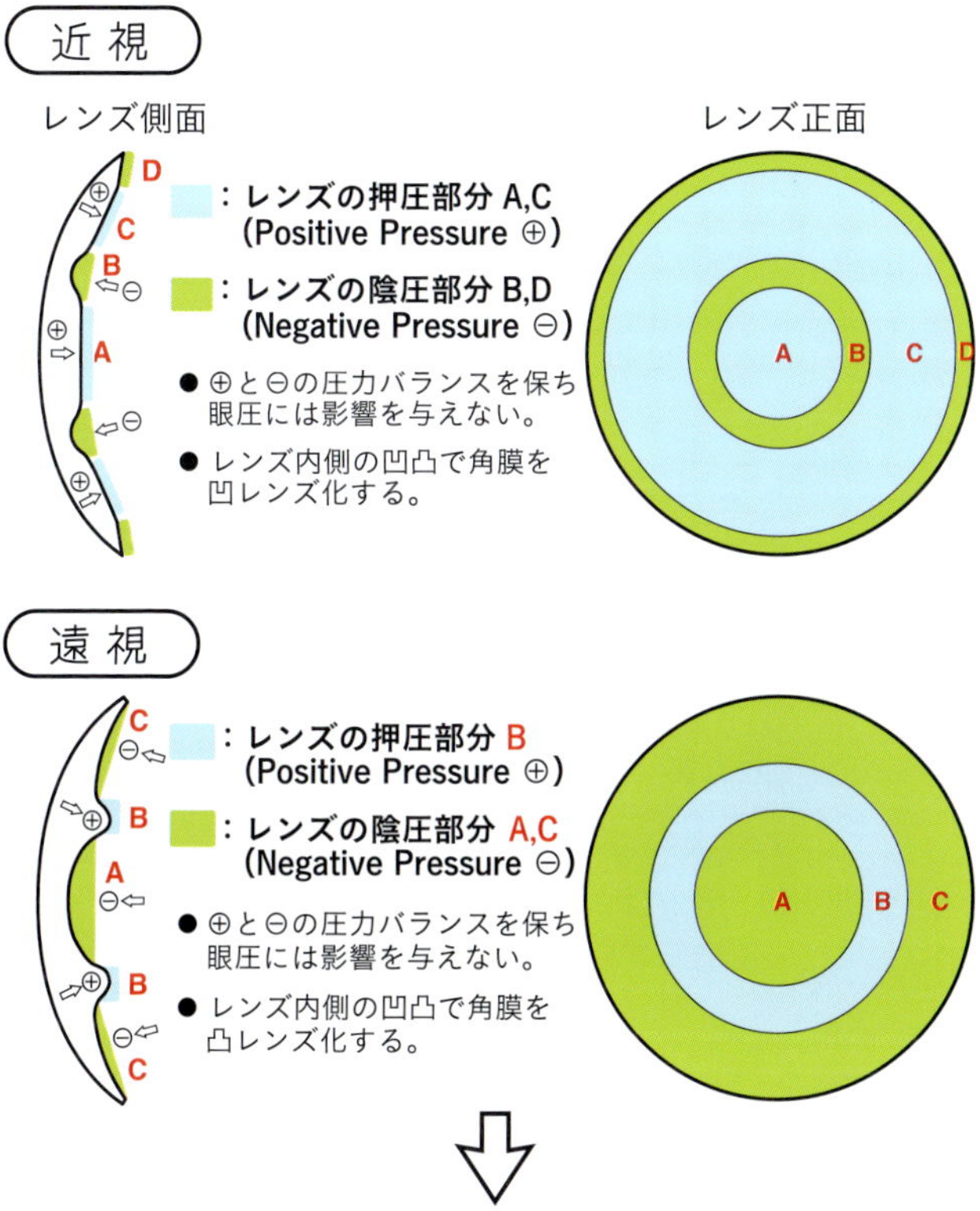
近 視
レンズ側面
レンズ正面
D
C
B
A
：レンズの押圧部分 A,C
(Positive Pressure ⊕)
：レンズの陰圧部分 B,D
(Negative Pressure ⊖)
● ⊕と⊖の圧力バランスを保ち眼圧には影響を与えない。
● レンズ内側の凹凸で角膜を凹レンズ化する。
A B C D
遠 視
C
B
A
B
C
：レンズの押圧部分 B
(Positive Pressure ⊕)
：レンズの陰圧部分 A,C
(Negative Pressure ⊖)
● ⊕と⊖の圧力バランスを保ち眼圧には影響を与えない。
● レンズ内側の凹凸で角膜を凸レンズ化する。
A B C

遠視用オサートの理想的なフィッティングパターン。
A・C の部分が緑色の検査液に染まり、近視の場合と全く逆パターンのフィッティングを示している。

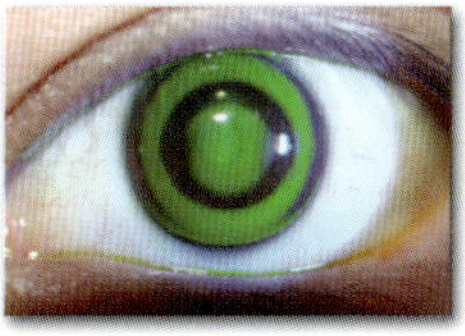

これと同じようなものです。もともと存在していたある厚みを、圧力をかけて徐々に圧縮していく方法は、原理的に容易に理解できるものです。この時、漬物の重石を徐々に増やすことで、漬物を圧縮していく力を増していく方法と、オサートで段階的にレンズを変えて角膜にかける圧力を増していくステップアップの方法も、原理としては同じものです。

一方、遠視の治療においてはどうでしょう。遠視の場合は、近視の逆パターンの圧力分布を作り出して、角膜中央部を盛り上げていきます。この時、図4中段の図のB領域に示されている押圧部分が、角膜表面に圧力をかけています。その反動で、A領域の角膜に盛り上がる力が生じます。しかし、それだけの力では、角膜中央部の盛り上がりは不十分です。A領域を更に盛り上げるためには、ここに陰圧が働いて角膜を上方へ引き上げるような力を生むことが必要となります。

しかし、この陰圧があまりに強すぎてしまうと、角膜に吸盤が張り付いたようになってしまい、レンズと角膜との間に動きが生じないため、角膜の安全性を保つために不可欠である「涙の流動」が起こりません。そのため、A領域に十分な陰圧を生じさせつつも、ある程度レンズが動いて、レンズと角膜との間に涙が入ってくるような、とても微妙な圧バランスを作り出さなければならないのです。

すでに存在するモノを圧縮する近視治療と、全くないところにモノを作り出して盛り上げる遠視治療との、難しさの違いがおわかり頂けるでしょうか。そこに、原理的にはわかっていても、なかなか成功し得なかった遠視治療の難しさがあるのです。

図4の下段に、遠視用オサートの理想的なレンズフィッティングのパターンを示しましたが、この写真は、前述した微妙な圧バランスを設計するために数えきれないほどの試行錯誤の末に得られた貴重な写真なのです。

Oseirt 3

レーザー手術後の不具合を治す

オサート診療を進めていく中で、また新たな課題が、患者さんから突きつけられました。それはレーシックなど、レーザーを使った屈折矯正手術後に再び近視が戻ってきてしまう現象です。いわゆる、手術後の「近視の戻り」です。

前項で説明したとおり、オサートによる近視の治療は、角膜中央部に押圧をかけて表面の形状を扁平化していくものです。角膜の中央部を薄くする点ではレーシックも同じですが、レーシックの場合は角膜を物理的に削って薄くしていきます。この時、レーザーによって角膜の細胞が蒸散するので、レーザーを照射した部分の角膜は、その細胞数が減ってしまいます。

すなわち、角膜周辺部分よりも角膜中央部の細胞が減ったことにより、相対的に中央部では角膜の強度が低下して脆弱になっているのです。レーシックでは、強度近視ほどレーザーで削る量が大きくなるので、強度近視に対する手術ほど、結果的に角膜の脆弱性が高まることになります。

角膜には眼球の内側から外側に向かう圧力がかかっています。眼圧です。眼圧は眼球内側の圧力で、かりにこの圧力がなかったら眼球は周囲からの圧力で丸い形状を保てなくなってしまいます。周囲からの圧力に拮抗して眼球が丸い形を保つために、眼球の内側から外側に向かって圧力がかかかっているのです。

この眼圧は角膜にも均一にかかっているので、角膜は常に内側から押されていることになります。もし角膜の一部分が他の部位より弱くなっていたら、その弱い部分に眼圧が集中して角膜を内側から外側に盛り上げる力となります。せっかく手術で扁平化した角膜が、再び盛り上がって急峻化する。それが、手術後の「近視の戻り」です。これは、至極当然の物理現象と考えられます。角膜を削って薄くするというレーシックの原理からすれば、多かれ少なかれすべての術後に起こり得ると考えてよいかもしれません。

手術後ある一定時間が経過したのちに、脆弱化した角膜が盛り上がり、再び近視化する「近視の戻り」は、最近レーシックにおいて増えてきていますが、実はレーシックだけではありません。レーシックの一世代前のレーザー手術であるＰＲＫでも、また更にその前の世代の治療に相当するＲＫでも、同様な現象が起きています。

ただし、オサートではこのような脆弱性は生じません。オサートが目指す角膜形状はレーシックと同じ「角膜の扁平化」ながら、オサートでは圧力をかけて圧縮していくので、角膜実質の細胞は減りません。角膜が薄くなっても、逆に細胞密度が上がって、角膜の強度はオサート前の状態と同様に保たれます。レーシックの後に生じる角膜の脆弱性は、オサートでは生じないのです。

レーシック手術の後にいったん生じた「近視の戻り」は、そのままで軽快することはありません。徐々にその傾向が強まることはあっても、根本的には、手術によって生じた角膜の脆弱性を改善しなければ、視力が再び上がることはありません。

このような時、もう一度手術を行って、低下した視力を再び取り戻そうとすると、かえって状況を悪化させることもあります。手術で角膜を薄くして生じた脆弱性が「近視の戻り」の原因であれば、盛り上がってきた部分をもう一度削ることで一時的には視力が蘇るかもしれませんが、再手術で角膜を更に薄くしてしまうことで脆弱性は一層高まり、今度は早期にまた「近視の戻り」が生じてしまう可能性があります。

隆盛を極めたレーシック手術から数年が経過したのちに「近視の戻り」が生じ、この解決に悩む患者さんは、今後非常に増えていくことが予想されます。このような時、安易な再手術には注意を要しますが、オサートによって「近視の戻り」を改善することが可能です。

図5を見てください。ある患者さんの、角膜形状を示す「トポグラフィー」という検査データです。この患者さんは5年前にレーシックを受けたものの、1～2年前から「近視の戻り」を感じ始め、その傾向が最近急速に強まってきたと訴えて受診されました。特に夜間にはその見えにくさが一層増し、昼間でも、車を運転していてトンネルに入ると急に見えにくくなって、身の危険を感じることもあると話していました。裸眼での右の屈折値はマイナス2・25、左がマイナス1・25。裸眼視力は右0.3、左0.6でした。

図5を見ると、ちょうど角膜中央部が、少し黒っぽくなっていびつな表面になっていることがわかります。この検査では、角膜が平坦化すると色が白く写り、角膜が盛り上がってくると色が黒っぽく変わります。

おそらく手術直後には、この部分はきれいな丸い形で白く写っていたことと思われます。患者さんは、手術後しばらくは1.5位まで視力が上がっていたと言っていました。これらのデータから類推するに、手術後は屈折値が左右ともほぼゼロ、すなわち近視が全く存在しないレベルにまで改善していたものと思われます。

図5のトポグラフィーで、角膜中央部の色が不均一に黒っぽくなってきたということは、手術後、角膜が徐々に盛り上がって再び近視化し、それに加えて、おそらく手術前に存在していたのであろう乱視も再び出てきたために、角膜の形状がいびつな状態になっていることを表しています。

さらにこのデータを詳しく見てみると、右はレーザー照射の位置がほぼ正中ですが、左では少し左側（実際には鼻側）に少しずれていることが解ります。また、正中に照射されてはいるものの、右側の照射野が少し狭いことも解ります。照射野が狭いと、暗い所に入った場合に瞳孔が拡大して照射野のエッジに被るので、視力が低下してしまいます。これを夜間グレアと呼んでいます。

レーシックの後でこの夜間グレアが生じて、夜になって見えにくくなったり、暗い所に入って見えにくくなったりする場合であっても、オサートでこれを改善できる可能性があります。

この患者さんにオサートを行いました。図5の下段はオサートを始めておよそ1か

図5 オサートによる「レーシック手術後の再近視化」の治療例

■他院でレーシック手術後5年経過

右目

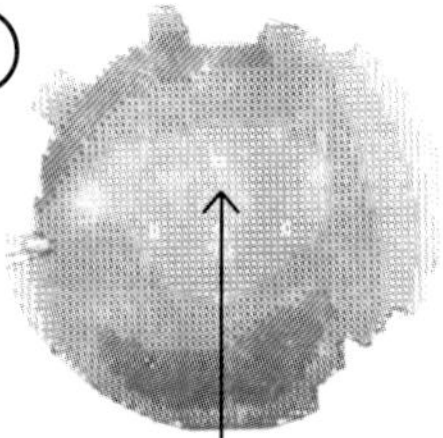

左目

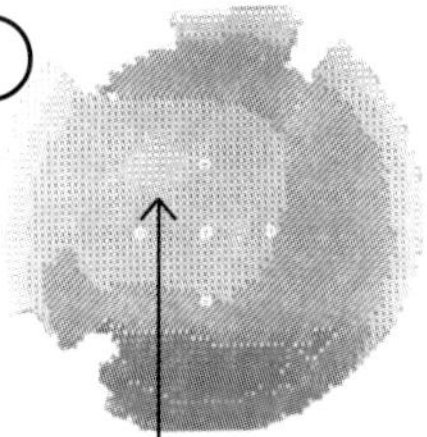

角膜中央部が黒っぽくいびつな形状。手術後に再び、近視と共に乱視も戻ってきたことを示している。
レーザー照射野（オプティカルゾーン）が狭い。

近視の戻りによって角膜中央部の色が少し黒くなっている。
オプティカルゾーンが狭く、やや左側（鼻側）にずれている。

■当院でのオサート治療後

右目

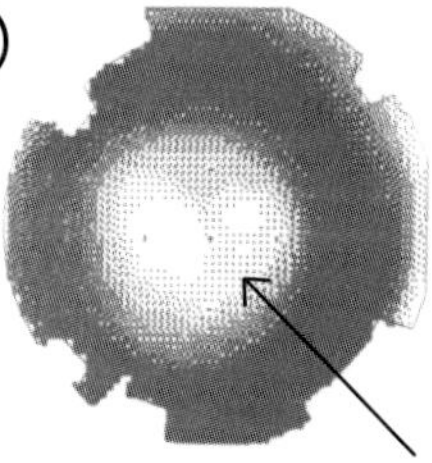

左目

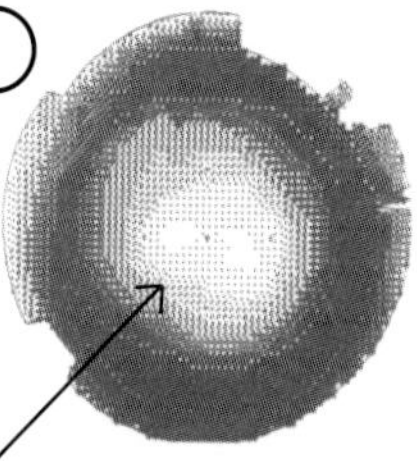

左右の角膜中央部が均一で平坦な形状になっている。

角膜中央部の不正な形状が修正され、均一に凹レンズ化して白い正円の形状となった。
同時にオプティカルゾーンも拡大した。

オプティカルゾーンの位置が正中に修正され、その大きさも拡大。
角膜中央部が白くなり再び凹レンズ化したことを示す。

月後の角膜形状です。中央部の不均一な形状が、再び手術をしたかのように、手術直後を思わせる、均一で理想的な扁平形状に戻ったことがわかると思います。これにより、屈折値は左右ともゼロを示しています。レーシック後に生じた近視の戻りが、完全に解消したことを意味しています。

さらに図5の上段と下段とでの違いを詳しく観察してみましょう。上段（オサート前）ではレーザー照射野の範囲が狭かったのですが、下段では右も左も少し広がっています。これはレンズをデザインする時に、夜間グレアの解消を考慮してレンズサイズのバランスに微妙な調整を行っているからです。また左目においては、少し左にずれていたレーザーの照射野が、オサートによって中央部に補正されています。精度を極めたオサートでは、レーザー手術後の近視や乱視の戻りを解消することの他に、レーザー照射野の大きさや位置における不具合も同時に改善していくこともできるのです。これは、オルソKでは到底不可能な技術です。

レーシック後の不具合における代表的な問題としては、近視と乱視の戻りです。そしてもう一つ、時々見受けられる問題が、レーザー照射野のズレです。レーシックなどのレーザー治療では、レーザーで角膜を削る領域が、ちょうど角膜中央部に一致することが望まれます。しかし、手術中、眼球自体は特に固定されるわけではないので、レーザー照射中に少しでも視軸をずらしてしまうと、照射野もずれてしまうことになります。これでは良好な視力に結びつかないばかりか、角膜にゆがみが生じて人為的な乱視が生じることにもなります。

図6に示した患者さんは、視力はそれなりに出てはいるものの、多少の乱視を訴えていました。左目において、レーシックの際の照射野が少し鼻側にずれてしまったからです。図6では、画面の上に右目が、中段に左目が示されています。右目においては、完全な正円ではなく多少楕円形になってはいますが、角膜の中央部にレーザーが照射されていることがわかります。一方中段に示す左目においては、照射野が大きく左側（鼻側）にずれていることが解ります。前出図5に示した患者さんも同じように左側がわずかにずれていましたが、図6の方が、その傾向が更に大きいことがわかります。

しかし、この程度のズレであれば、オサートでズレた位置を正中に戻すことが可能です。ただ、このような場合、近視の戻りを改善する以上に、レンズデザインは極めて特殊なものになります。しかもこれだけズレ幅が大きいと、デザインを段階的に変更して、それぞれの段階ごとに微妙な位置の補正を図らなければなりません。この患者さんの場合では、結果的にレンズを5回変更して、鼻側にずれていた照射位置を、角膜の正中に修正することが叶いました。その最終的なレンズ位置を示しているのが、図6の下段の図になります。照射野がほぼ正中に位置し、しかもその形状が右よりもはるかに正円形に近くなっていることが見てとれます。その左には、5段階目のレンズでのフィッティングの様子を掲げました。レンズはど真ん中に位置し、しかも涙液層の状態も良く、完璧なレンズフィッティングです。

ただしレーシックの患者さんにおいて最大限に注意しなければならないのは、フラップの状態です。レーシックの際、手術前にいったんめくりあげたフラップは、レーザーを照射したあとに元の位置に戻すだけで、端を縫合してあるわけではありません。外力が加わって剥がれる可能性もあるのです。ですから、レーシック後の角膜にオサートを適応する際には、フラップの性状を確認する細心の注意が求められるの

図６　オサートにより「レーシックの照射野のズレ」を修正した例

■オサート治療前・レーシック後

右目

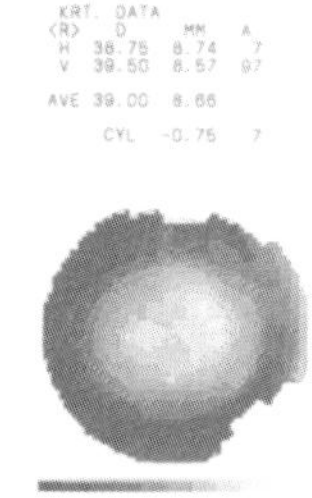

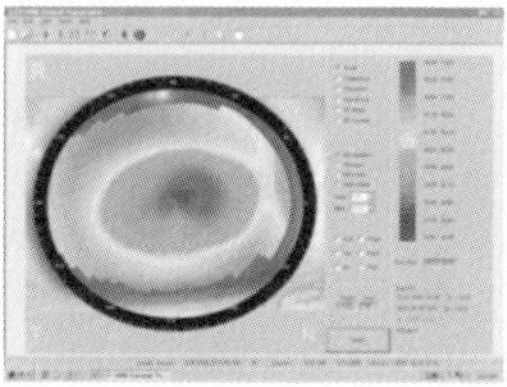

右目の照射野は楕円形ながらほぼ中央

左目

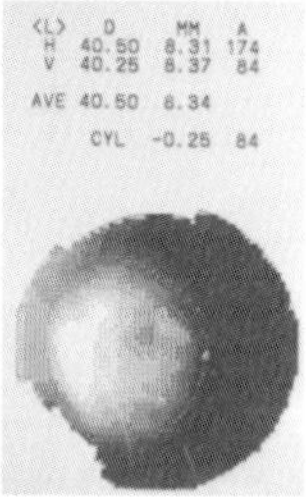

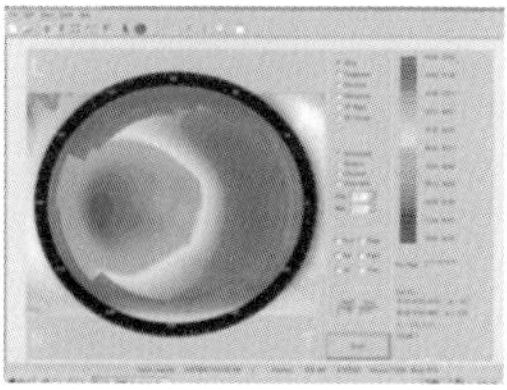

左目の照射野は左（鼻側）に大きくずれている

■オサート治療後

左目

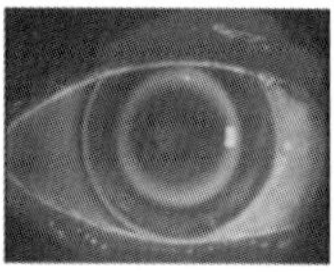

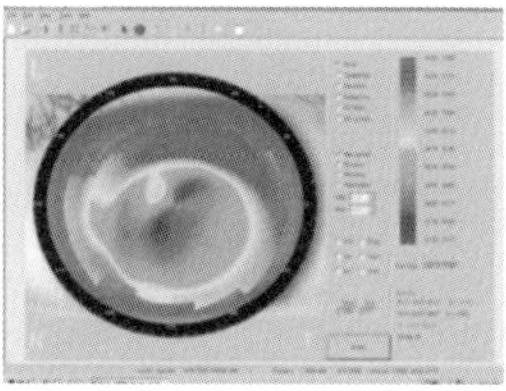

オサートにより照射野の位置はほぼ中央に修正され、
形状も右目より正円に近づいた。

です。

近視の戻りとは逆に、手術で想定以上に角膜を削り過ぎて遠視化してしまったり、20〜30歳代でレーシックを行って手術後の視力には大変満足していたものの、40〜50歳とだんだん歳を重ねるうちに老眼が生じ、そのために近見視力が極端に低下して不自由を感じたりする場合があります。

レーシック後のこのような不具合においても、オサートは有効です。ただし、「近視の戻り」を治す以上に、治療のレベルとしてはこちらの方がはるかに難しく、そのためのレンズデザインには更に高度な技術を必要とします。遠視用オサートの開発においてそうであったように、レーシックによって遠視化した（あるいは近視が残っていても自覚的な遠視化が生じた）場合には、たとえオサートといえども、その治療には大変な労力を要することになります。これはオサートの更なる課題として、現在工夫を重ねているところです。

Oseirt 4

更なる精度を求めて

オサートの治療には、様々な可能性が秘められています。軽度から中等度までの近視までが、その治療範囲でしかなかったオルソKの限界を超えて、オサートは強度近視と強度乱視を改善します。更に、オルソKでは全く歯が立たなかった円錐角膜に対しても、オサートであれば有効に視力を改善していきます。また、そもそもオルソKとは概念を異にする遠視の治療として、オサートの遠視用レンズは極めて有用な結果を示してきました。

これからその増加が予想されるレーシック後の「近視の戻り」や、その逆の「削り過ぎ」、あるいはレーシック患者の高齢化に伴って生じた老眼や、手術中のレーザー照射野のズレなど、オサートに期待を寄せる患者さんは、今後一層増えていくことでしょう。

それに伴い、今までに経験したことない新たな症例に悩みつつ、またそれを克服するための工夫を積み重ねていくことになるのでしょう。

そのために、日々の診療では、ほんの少しでも患者さんの視力が更に良くなるにはどうすれば良いのか、工夫に工夫を凝らしています。先ほど観た患者さんから得られた新しい情報を、もう次の患者さんに応用できないかと考え、常に技術革新に励んでいます。

オサートはミクロン単位の治療です。少しでも視力を良くするには、ミクロンレベルでレンズのデザインを検討していかなければなりません。精度に精度を重ねて、レンズデザインに更に磨きをかけることで、患者さんの視力改善に貢献する。これが、オサートを開発した、自分の使命だと考えています。

第四章

老眼はオサートで良くなるか？

Oseirt
1

目の調節力を生み出す仕組み

超高齢社会が更に進行している中で、この数年のあいだに「老眼」人口は急速に、そして確実に増加していきます。40歳を超える頃になると、「何となく手元が見にくい」と感じてくる人がいます。通常、老眼はこの年代から問題となりますが、50歳を超える頃になると、かなりの割合で「老眼鏡」のお世話になる人が増えてきます。老眼も徐々に進行する場合もあれば、急速に進行して、どんどん近場の視力が低下していくのを強く自覚する場合もあります。

老眼は、目の中の筋肉の衰えと、水晶体の硬化が原因なので、その進行は人それぞれです。老眼の説明の前に、まず、まだ老眼が生じていない若い世代の目を例に、近いところの物を見たり、遠くの物を見たりする時の目の働き、「調節」について説明しましょう。

遠くの物から近くの物まで、目で見える遠近の範囲を決める力を、「調節力」と呼びます。「老眼」を理解するためには、まず、この「調節力」の理解を深めなければなりません。調節力は、遠くの物から近くの物まで万遍なく見えるように、焦点を合わせる力です。

私たちが目を開けて、ただなんとなく辺りを見ているとしましょう。この時にも、調節力はしっかりと働いています。特に意識しなくても、遠くを見れば遠くの物が見えるように焦点は調節され、近くを見れば近くの物が見えるように、無意識に焦点が調節されているのです。これは意識しないでも勝手に行われる作用なので、「意識するのとは無関係に自動的に行われる」という意味で、医学的には「自律神経」の働きによる作用と考えます。

目の中には水晶体があり、この水晶体の周りを毛様体という筋肉が取り囲んでいます。毛様体が収縮（緊張）すれば水晶体が引っ張られて薄くなり、毛様体が進展（弛緩）すれば引っ張る力が弱まって水晶体が厚くなります。

遠くの物を見ると、焦点は網膜より手前にずれる傾向になるので、水晶体はその厚さを薄くして焦点を網膜上に結ばせようとします。毛様体という筋肉が収縮して、水晶体を外側に引っ張るので薄くなるのです。ということは、この引っ張る力が強ければ強いほど、その作用は大きくなります。そして、水晶体が形を変えやすければ変えやすいほど、すなわち水晶体が柔らかければ柔らかいほど、水晶体は薄くなりやすくなります。

一方、近くの物を見る時には、これと全く逆のことが起こります。近くの物を見る時、放っておくと焦点は網膜の後方にずれる傾向となるので、これを補正するために水晶体はその厚みを増して屈折率を高めます。水晶体を厚くするには、水晶体の周囲を囲んでいる毛様体が弛緩して水晶体を周囲に引っ張る力を弱めれば良いわけです。この弱めようとする力は「自律神経」の働きで勝手に働いています。意識しなくても、近くを見ようとすると毛様体に「自律神経」が働いて筋肉の収縮力を弱めて弛緩させるのです。この働きもまた、筋肉が伸びたり縮んだりする力が強ければ強いほど大きく作用するわけです。

この毛様体の収縮力と弛緩力、そして水晶体の柔らかさとが「調節力」を生む力と

図7　毛様体と水晶体のはたらき

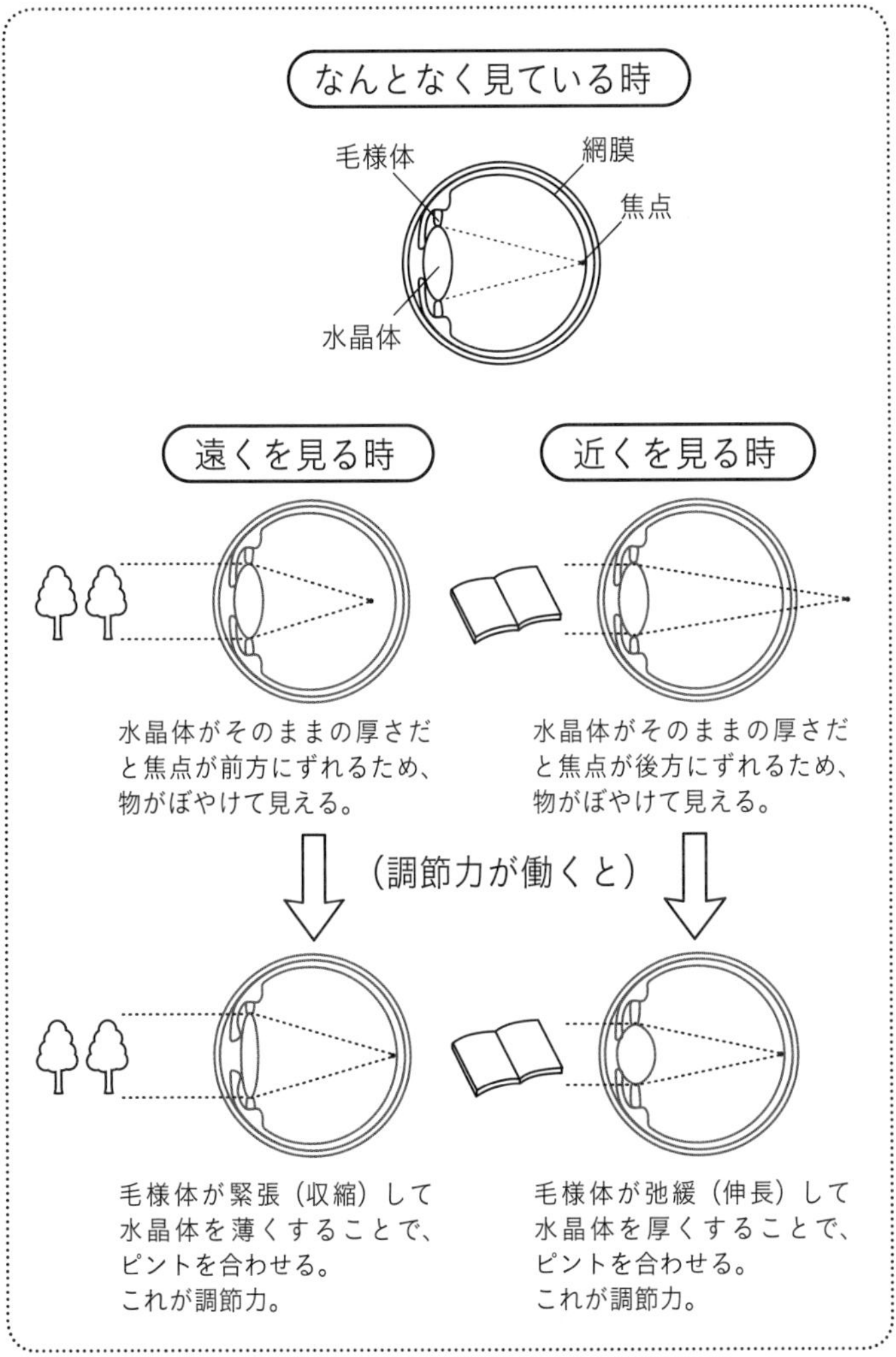
なんとなく見ている時
毛様体
網膜
焦点
水晶体
遠くを見る時
近くを見る時
水晶体がそのままの厚さだと焦点が前方にずれるため、物がぼやけて見える。
水晶体がそのままの厚さだと焦点が後方にずれるため、物がぼやけて見える。
（調節力が働くと）
毛様体が緊張（収縮）して水晶体を薄くすることで、ピントを合わせる。
これが調節力。
毛様体が弛緩（伸長）して水晶体を厚くすることで、ピントを合わせる。
これが調節力。

なります。毛様体という筋肉をゴムにたとえれば、伸びたり縮んだりする伸縮力の強い新しいゴムほど調節力が強く、使い込んで伸びたり縮んだりする力が衰えてしまったゴム、すなわち老化したゴムではこの調節力が弱くなってしまっていることを意味します。

人間の目でも同じことです。年齢が若ければ若いほど、毛様体が伸びたり縮んだりする力が強く、更には水晶体自体も柔らかいので、調節力が大変強い状態だと考えられます。若い年代ほど、遠くを見たり近くを見たりする時に、放っておけば前後にずれてしまう焦点を、ちょうど網膜の上に合わせることが容易なのです。しかも調節力が大きければ大きいほど、網膜の前後にずれた焦点を網膜上に合わせることのできる範囲も大きいのです。

Oseirt

2

老眼の仕組み

ちょっと説明が難しい「調節力」のことを理解できた皆さんなら、もう、老眼がなぜ「調節力」と関係深いのか、わかっているかもしれません。そう、老眼とは調節力の衰えに他なりません。歳をとるのにしたがって、毛様体が伸びたり縮んだりする力が衰える。しかも、歳とともに水晶体が硬くなる。それが、老眼の原因です。

若い人であれば、調節力が強く水晶体も柔らかいので、遠くから近くまで焦点を合わせる範囲が広く、しかも焦点を俊敏に合わせることが容易です。年齢が高くなると、全身の筋力が落ちてきます。目の中の筋肉、水晶体を取り囲んでいる筋肉である毛様体も例外ではありません。毛様体が伸びたり縮んだりして水晶体の厚さを変えるわけですが、その伸びたり縮んだりする力が低下するので、水晶体が十分に厚さを変えることができなくなるのです。

また、年齢とともに水晶体自身も硬くなり、形を変えにくくなっていくので、より一層厚さを変えにくくなります。水晶体が老化すると「白内障」になります。白内障は水晶体の水分が減って、ゲル状であった水晶体の核が固まってしまって硬化する現象です。ゲルが硬くなると白く濁ってくるので、水晶体が白くなる状態を表現して

Oseirt

3

遠近両用メガネ

「白内障」と呼んでいるのです。水晶体の老化の始まりが、老眼の始まりと密接に関わっていると言ってもよいでしょう。

水晶体の厚さを自由に変えることができる状態では、遠くから近くまで、焦点を合わせる範囲がとても広いのですが、水晶体の厚さが一定のところで固定してしまって厚さを変えることが困難になると、遠くも近くも、焦点を合わせる範囲が非常に狭まってしまいます。これが調節力の低下であり、老眼の起こる仕組みです。ですから、老眼の状態では、近くも良く見えないけれど、遠くだって決して良く見える状態ではないのです。ただ、通常は焦点を合わせる位置が少し遠視気味になる場合が多いので、遠くは比較的見えるけれど、近くを見る時に極端に見えにくくなる、すなわち近見視力の低下を強く自覚する場合が多くなります。

老眼になった場合に、どうするのか。最初のうちは、本や新聞などを読む時に、遠くに離して目からの距離を大きくします。これは誰に教わるともなく、そうすれば見やすくなるので、経験上そうして見ることに慣れていきます。これは、目から物体を離して遠くの位置におくと、焦点が遠視側から近視側に移動するので、調節力が低下した老眼の目でも、近距離が見えやすくなるためです。

老眼が起こり始めて最初のうちは、このように目から物を遠ざけることで何とか対応できますが、老眼が進んで物を離してもなお見えにくくなった場合には、もはや老眼鏡を使って、焦点を近視気味にさせることを手伝ってもらわなければ十分でなくなります。ただし、これはもともと近視がなかった人の場合です。近視がなかった人は、老眼になると遠視傾向になるので、遠視用のメガネでもある老眼鏡をかけて、焦点を近視方向に移動させるのです。

一方、もともと近視が強かった人の場合には、これとは少し話が異なります。もともと近視が強いのですから、普通の状態でも焦点はかなり近視側、すなわち網膜の内側にあることになります。老眼になると、医学的には遠視側に傾いていくことになるので、焦点は徐々に網膜に近づいていきます。近視が強ければ、それでもなお焦点は近視側にあることには変わりがないので、依然として近くを見るのにも遠くを見るのにも近視用のメガネが必要ですが、その近視度（メガネの度数）は低くなっていきます。近視であった人が老眼になると、少しだけ遠くが見えやすくなったと自覚するのはこのためです。

更に老眼が進行して遠視傾向がすすめば、焦点がより一層網膜に近づくので、もはや近くの物を見る時には、むしろ近視用のメガネをかけない方が見えやすくなるかもしれません。ときどき、メガネをかけている人が近くを見る時にだけメガネを外すのを見かけますが、そのような人の目はこの状態であると考えられます。

それでは近視が軽度から中等度であった人が老眼になると、どのような状態になるのでしょう。このような人は、若い頃にはごく軽い度数の近視用メガネをかけていたか、あるいは必要な時にだけ近視用メガネをかけていたような場合が多いと思われます。

老眼になれば、このような人もやはり医学的には焦点が遠視側に移動して、近視がありながらも遠視傾向になった状態になります。近視や遠視が混在するような、大変紛らわしい表現になりましたが、結果的に、このような人がかけるメガネが「遠近両用メガネ」です。

「遠近両用メガネ」は、遠方を見る部分には「近視」の度数が入っていて、近方を見る部分には「ごく軽い近視」か、あるいは「遠視」の度数が入っています。このように、「近視」と「遠視」の両方の度数が同時に必要になるのが、このタイプの老眼であって、この場合には非常に微妙な対応が求められます。

Oseirt 4

もともと目の良かった人の老眼

もともと目の良かった人の老眼、すなわち近視がなかったか、あってもごくわずかの軽度近視であった場合、これを補正するためには、老眼鏡としての「遠視用メガネ」が必要となります。遠視用メガネは、これをかけることによって目の状態を近視側に傾けます。

オサートによる老眼治療においても、このようなタイプの老眼には、「遠視用オサート」で焦点を少しだけ近視側に移動させ、近方もそして遠方もバランス良く見えるように調整するのです。すなわち、「遠視用オサート」で対応します。すなわち、調節力の低下した老眼であっても、焦点をちょうど適切な位置に定めることができれば、遠方視においても近方視においても共に裸眼で良く見えさせることが可能です。

このために用いる「遠視用オサート」は前章で解説している通り、角膜中央部を盛り上げて、角膜自体の形状を遠視用のメガネと同じ形状、すなわち凸レンズ型に変えていくのです。ただし、この角膜の凸レンズ化が予測を超えて過剰に変化してしまうと、近見視力は向上しても遠見視力が低下してしまいます。これでは患者さんの満足度は下がってしまいます。

老眼の治療として、患者さんは遠方も近方も共に良く見えることを期待していますす。近方は良く見えるようになったものの、その反面遠方が見えづらくなってしまっては、患者さんは満足しません。この遠近のバランスを取ることが非常に難しいので

図８　オサートによる遠視性老眼を矯正する仕組み

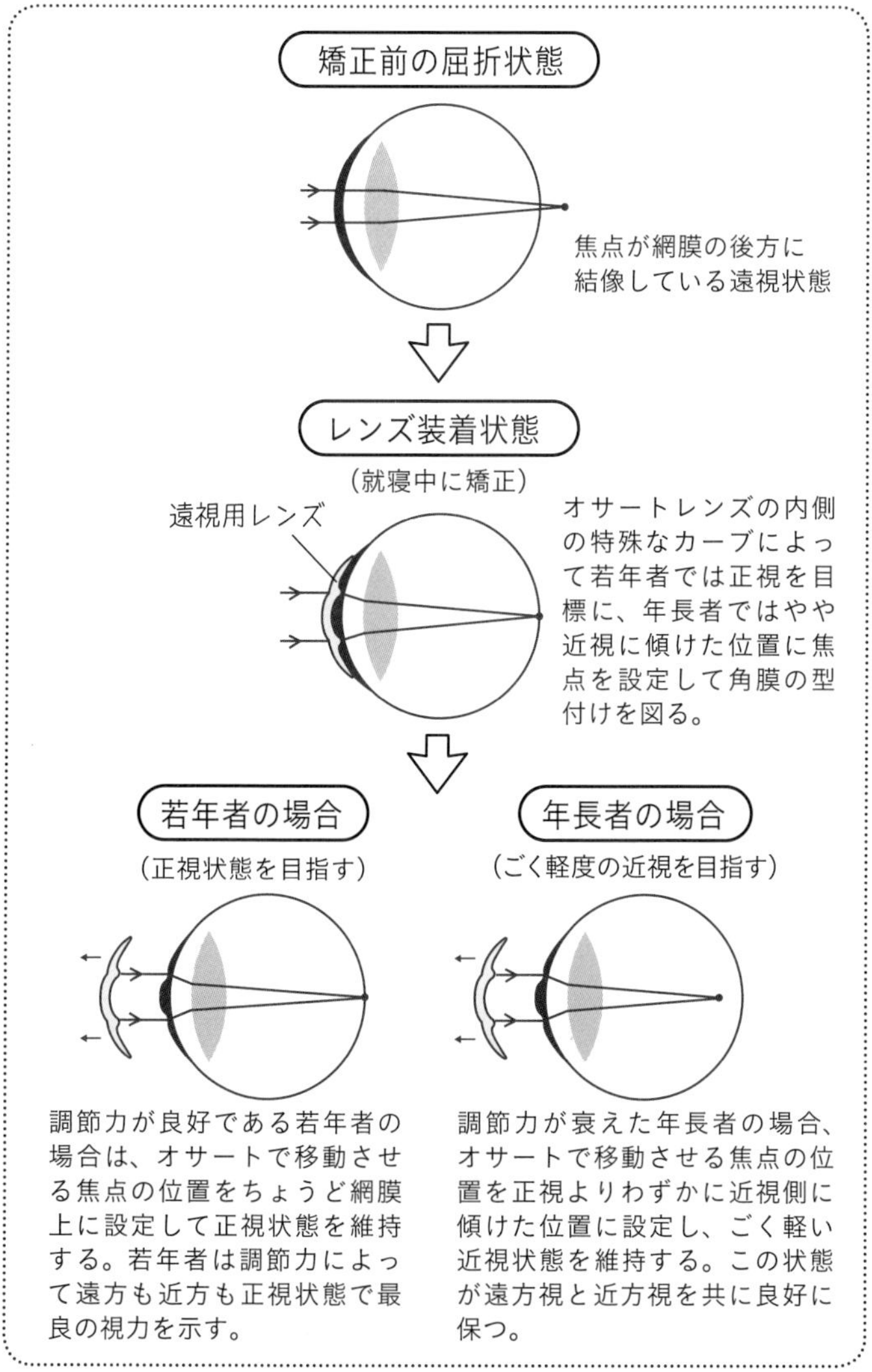

矯正前の屈折状態
焦点が網膜の後方に
結像している遠視状態
レンズ装着状態
（就寝中に矯正）
遠視用レンズ
オサートレンズの内側の特殊なカーブによって若年者では正視を目標に、年長者ではやや近視に傾けた位置に焦点を設定して角膜の型付けを図る。
若年者の場合
（正視状態を目指す）
年長者の場合
（ごく軽度の近視を目指す）
調節力が良好である若年者の場合は、オサートで移動させる焦点の位置をちょうど網膜上に設定して正視状態を維持する。若年者は調節力によって遠方も近方も正視状態で最良の視力を示す。
調節力が衰えた年長者の場合、オサートで移動させる焦点の位置を正視よりわずかに近視側に傾けた位置に設定し、ごく軽い近視状態を維持する。この状態が遠方視と近方視を共に良好に保つ。

す。その繊細なバランスは、すべてがレンズをデザインする技術にかかっています。

遠視も近視も、その視力を0.1程度変化させるのには、およそ4ミクロンほどの角膜厚の変化が必要です。ミクロンとは1ミリの1000分の1。すなわち1000分の4ミリ単位で、レンズのデザインを設計していかなければなりません。

ただし、最初から設計通りにことが運ぶことは少ないくらいです。生きている人間の目の反応ですから、いくら精密に計算して設計しても、設計通りには反応しないことの方が多いと言ってもいいかもしれません。仮にオサートの効果が強く出過ぎてしまって、近見視力は上がっても遠見視力が落ちてしまった場合には、前に行き過ぎた焦点を、少しだけ戻すようにレンズのデザインを調整します。逆に、近見視力がまだ不十分な場合には、もう少し焦点を前方に移動させるようなデザインに変更します。これらは、いずれもミクロンレベルでの調整になります。

角膜を押したり引いたりするレンズの圧力バランスをミクロン単位で変えて、遠方も近方もほど良く見える状態を作り出す。これが遠視用オサートに求められる技術なのです。

Oseirt 5

もともと近視があった人の老眼

一方、もともと近視が存在していた人の老眼に対しては、もっと繊細な対応が必要です。前述のとおり、ごくごく軽度の近視であった人が老眼になった場合、基本的には遠視用オサートを用います。しかしこの場合にも、もし近見視力の向上によって遠見視力の低下を招いてしまった場合には、近視用オサートに変更したり、あるいは遠視用オサートと近視用オサートを交互に併用したりする工夫も必要です。

しかし、通常は中等度以上の近視である場合が多いので、老眼に対応するのにも基本的には「近視用オサート」を用い、原則として近視を減らす方向に治療を進めていきます。

この場合、もともとの近視が非常に強度であったとしたら、やはりレンズを段階的にステップアップさせて、できるだけ近視を減らしていきます。そして、あるレベルから、近見視力と遠見視力のバランスを保つように、レンズデザインに微妙な調整を加えてきます。

皆さんがゴルフのロングホールに臨んでいる場面を思い浮かべてください。仮にパー5のロングホールとしましょう。基本的に1打目や2打目では、とにかく距離を稼ごうとしてどんどん前に進むことを考えて打つことでしょう。オサートでも同様です。強度近視の場合、最初の段階から精密な精度を求めることはナンセンスです。とにかくできる限り近視度を大きく減らすことを目標とするのが、強度近視に対する最初のステップでのレンズデザインです。

ただこのレベルのデザインであっても注意は必要です。ゴルフのドライバーショットでも、ただ遠くへ飛ばせば良いわけではありません。たとえ飛距離が出てもOBになってしまっては元も子もありません。できるだけ飛ばしながらも、フェアウェイをキープするのが、よいスコアを出すための最善の戦略でしょう。

オサートにおいても最初の段階から大きな効果を出そうと無理をして、レンズの位置が中央からズレてしまったり、角膜に強い圧力をかけようとするあまり、まるでコルセットでガチガチに固めたように、レンズがピッタリと角膜に密着してしまったりしては、かえって逆効果です。最終的な結果を良い方向にもっていくためには、何段階ものステップアップを見越して、最初の段階ではしっかりとした基盤を作るつもりで無理のない慎重なデザインを心がけるべきです。

さて、話を老眼に戻しましょう。強い近視の場合、網膜のかなり前方にあった焦点を、ステップアップを進めて徐々に網膜に近づけていくことで近視レベルを低下させ、少しずつ遠方の視力を上げていくわけです。これは通常の近視治療と概念が同じなわけですが、最終的に焦点の位置を定めるターゲットが、若い人に対する近視治療と老眼治療とでは、大きく異なるということです。

若い人であれば、ステップアップを進めるだけ進めて、前方にあった焦点を限りなく網膜に近づけていけば、調節力が旺盛であるがゆえに、遠見視力も近見視力も共に上がっていくはずです。決してこれが良いわけではありませんが、仮に治療が進み過ぎて焦点が網膜より少し外側に傾くほどまで行ってしまい、近視の改善どころか、それを通り越して遠視の状態にまでなってしまったとしても、若い人であれば近見視力にさほど影響が出ることもありません。それだけ調節力が強いからです。

しかし、老眼治療として強度の近視を治していく場合には、ステップアップを進めていって最終段階に近づいてからが、非常に繊細な調整を必要とする段階を迎えるのです。もしステップアップを若い人並みに進めて、遠見視力の向上に相反して近見視力が低下してしまった場合には、逆にレンズデザインをステップダウンさせることさえあります。近視を減らしてはいくものの、最終的には、焦点を少しだけ網膜の前方に留めるレベルにすることが求められます。

しかし、この「少しだけ前方」というのがクセモノです。その「少しだけ」の程度こそが患者さんごとで微妙に違うので、すべての患者さんで試行錯誤の上、どの程度「少しだけ」加減してターゲットを定めていくのかが、とてもたいへんなのです。通常、この加減が一発で決まることはほとんどありません。それほど微妙な「さじ加減」が要求されることになります。

再びゴルフのロングコースにたとえてみましょう。1打目、2打目で距離を稼ぎ、3打目くらいでグリーンまわりに近づいた後に、絶妙なアプローチショットでピンに寄せ、最終的にはグリーン上での繊細なタッチのパッティングが勝敗を分けるのと同じような感じです。

Oseirt 6

遠近共に可能なオサートならではの治療

老眼治療のステップをゴルフにたとえたついでに、オサートの特徴を活かした、極めて特殊な方法で視力の改善を図っている、著名なプロゴルファーについてお話ししょう。

そのプロゴルファーは、すでに8年前からクリニックに通っていらっしゃっています。もともと視力が良かった方で、裸眼視力は左右とも1.2ありました。近視度はほとんどなく、むしろ時間を追って検査を蓄積すると、時には遠視の数値が出ることもありました。客観的には視力は良いのですが、中程度の乱視があるために、自覚的にはそれほど見え方が良くないとおっしゃっていました。特にグリーン上では、乱視のためか、微妙なアンギュレーションが捉えにくく、パッティングの感覚に微妙な影響を与えているとのことでした。

ほとんど近視がない目に、そこそこの乱視が加わった状態。しかも、もうすぐシニアの年齢にさしかかっていることもあり、治療には相当の精度と工夫が求められました。

実は、上記のような屈折状態は、オサートにしてもレーシックにしても、基本的に、角膜の形状を変えて屈折状態を改善する治療法においては、もっとも困難な症例と考えられます。もともと近視に伴う乱視は、近視を治す過程、すなわち角膜中央部を扁平化する過程で、角膜表面のいびつで凸凹な状態も同時に平らにしていくことで、近視とともに乱視も改善されていきます。

角膜がいびつで表面に凹凸があると、レンズからの圧力が角膜表面に均等に伝わらないため、オサートの効果が十分に発揮されにくくなる可能性があります。ですから、乱視の成分が少ない方が、原理的にはオサートの効果は大きくなります。ある程度の近視度に軽度の乱視がある状態なら、近視を良くしていく過程で、角膜の表面が均等に扁平化されて乱視も低下していきます。

ところが、その逆に、近視がごく軽度あるいは遠視の状態で乱視が強いとなると、乱視を改善しようとして角膜に圧力をかけて平坦化する過程で、屈折状態は確実に遠視側に傾きます。仮に若い世代であれば、前述したように、多少遠視に傾いても、乱視が改善されるメリットの方が大きいと考えられますが、年齢が高い場合には、乱視が良くなっても遠視傾向が確実に進行するために、総合的にはかえって視力が悪くなってしまうかもしれません。

そこで次のような工夫を凝らしました。近視用オサートと遠視用オサートを一日交替で夜間装用し、乱視を改善する目的で遠視化した近視用オサートの弊害を、翌晩は遠視用オサートを装用することで緩和する試みです。

この試みは見事に成功しました。一晩目は近視用オサートを装用することで乱視は低下するものの、その弊害で遠視化してしまった屈折状態を、翌晩は遠視用オサートを装用することで緩和することができたのです。このような近視用オサートと遠視用オサートの併用療法は、世界初の画期的な発想です。

この「遠近オサート併用療法」は、近視治療用レンズと遠視治療用レンズの両方を備えているからこそ可能となった、極めてユニークな方法であると思っています。

老眼に対するメガネとしては、老眼鏡（遠視用眼鏡）と遠近両用眼鏡が用意されています。前者は遠視を、後者は近視と遠視をともに矯正するメガネです。一方、オサートも近視のみでなく遠視のデザインも持ち得たために、近視だけでなく遠視や老眼までをも、その治療対象に加えることができました。

老眼に対するオサートは、遠近共に矯正可能な、オサートならではの治療法であると言えるでしょう。

第五章

金スマ放映の舞台裏

Oseirt 1

メディアでの扱われ方

皆さんは、放送番組がどのようにして作られていくか、その過程を考えたことがあるでしょうか？　オルソKから始まって以来、オサートは今まで何度も、テレビやラジオ、新聞や雑誌などからの取材を受けてきました。これらの中で、こちらから積極的に働きかけたものは一つもありあせん。ひとたび新聞やテレビなどで報道されると、それを見たプロデューサーや編集者の目に留まり、どうも連鎖的に取材が続くようです。

今までオサートが受けてきた取材はすべてのメディアを合わせると、2014年3月現在で、およそ280件に及びます。すべては無理なので、代表的なものだけをかいつまんで表にしました（図9）。特に、女子レスリングの吉田沙保里選手が出場した2008年の北京オリンピックと、2012年のロンドンオリンピックの前後は取

図9　メディア掲載例（ごく一部を抜粋）

掲載日時		媒体	掲載
2000年	5月11日	ＴＶ	テレビ朝日『ダ・ヴィンチの予言』
	6月27日	ＴＶ	フジテレビ『スーパーニュース』
	10月16日	雑誌	『プレジデント』11月号「近視手術最前線を行く」
	12月1日	雑誌	『日経ヘルス』12月号「近視治療」
	12月23日	雑誌	『週刊現代』12月号「近視を治すコンタクト療法とレーザー手術どちらが良いか」
	12月27日	新聞	『産経新聞』
2003年	1月3日	ＴＶ	テレビ朝日『視聴率バトル２００３』
	2月18日	ＴＶ	毎日放送『タモリのグッジョブ』
	9月4日	ＴＶ	日本テレビ『クイズ常識の時間』
	9月22日	ＴＶ	テレビ東京『解決！　クスリになるテレビ』
2004年	1月27日	ＴＶ	ＴＢＳ『世界バリバリバリュー』
2005年	3月16日	新聞	『日本経済新聞』
2008年	3月1日	ＴＶ	テレビ朝日『スマステーション』
	4月29日	ＴＶ	フジテレビ『ＦＮＮスピーク』
	12月8日	ＴＶ	フジテレビ『スーパーニュース』
2009年	8月1日	雑誌	『Niles』
2010年	3月17日	新聞	デイリースポーツ・サンケイスポーツなど
	5月2日	ＴＶ	フジテレビ『エチカの鏡』
	5月8日	ＴＶ	読売テレビ『あさパラ』
	5月27日	雑誌	『Tarzan』No.558
	7月1日	新聞	『日本経済新聞　夕刊』
	8月25日	雑誌	『GOETHE ゲーテ』10月号
	10月16日	ラジオ	J-WAVE『東京リミックス族』
	10月18日	ラジオ	bayfm78『POWER BAY MORNING, DELINAVI』
2011年	2月19日	雑誌	『プレジデント Family』4月号
	3月7日	ＴＶ	日本テレビ『不可思議探偵団』
	3月11日	雑誌	『週刊現代』3月26日号
	6月12日	雑誌	『医療タイムス』
2012年	2月7日	ＴＶ	フジテレビ『つかえるテレビ』
	2月19日	ＴＶ	フジテレビ『解決！　ザ・ホスピタル』
	6月23日	雑誌	『CanCam』８月号
	8月11日	新聞	『静岡新聞』
	8月2日	雑誌	『女性自身』９月１１日号
	9月20日	ＴＶ	TBS『７ＤＡＹＳチャレンジ』
	11月1日	雑誌	『ニュートップ』１１月号
	11月1日	雑誌	『婦人画報』１２月号
	12月1日	ＴＶ	TBS『ニッポンがわかる！ 2012 急上昇ワード』
2013年	1月15日	雑誌	『GOETHE 特別編集』
	3月22日	ＴＶ	TBS『中居正広の金曜日のスマたちへ』
	4月4日	雑誌	『女性セブン』4/18号

材が集中しました。吉田選手は、北京オリンピックの直前にオサートを始め、それまでソフトコンタクトをつけていた試合に、裸眼で臨むことができるほど、視力は十分に回復していました。

吉田選手は、おそらく次のリオデジャネイロ大会でも、オサートで回復した裸眼視力で、きっと大いに活躍してくれることでしょう。これらのエピソードは、今回のテーマではないので、また機会を改めてお話ししたいと思います。

いろいろなメディアの中でも、テレビの場合には大きく分けて、番組の作り方が2通りあるようです。1つは報道的な扱いをする番組です。吉田選手の場合、北京の時もロンドンの時も、フジテレビのスーパーニュースから取材を受けました。この場合は番組に先立って特に準備することもなく、吉田選手の視力の変化を、オサートのビフォー・アフターで紹介する内容になります。そして、オサートがいかに吉田選手の金メダル獲得に寄与したのかを、吉田さん自身のインタビューなどを交えながら伝えていく、という作り方になっていました。

一方、情報紹介番組などで扱われる時には、もう少し複雑になります。通常は、全く治療を開始していない被験者の方にお願いし（これはテレビ局が探してきてくれますが）、視力を含めて治療前の状態をしっかり検査し、オサートを始めて治療を進めていく過程を何か月にもわたって追跡していくパターンが、好まれるようです。確かに、見ている視聴者には、最初からの経過が良くわかって、理解しやすいのでしょう。

金スマは、後者のパターンです。

Oseirt 2

金スマの放映に至るまで

さて、2014年3月に放映された金スマでは老眼がテーマでした。そのおよそ1年前、オサートが金スマで初めて取り上げられた時には、近視をテーマに番組が企画されました。お笑い芸人の「白鳥久美子」さん、タレントの「春香クリスティーン」さん、TBSアナウンサーの「高畑百合子」さんの3名が被験者に選ばれ、彼女たちの裸眼視力が、オサートでどのように改善されていくのかを、その私生活も交えてレポートしていました。

そして番組のクライマックスは、スタジオでの生の視力測定です。3人の中でも、オサート前は0・06程度の裸眼視力であった白鳥さんが、スタジオでは、視力表の一番下、2.0までスラスラと答えていく様子に、スタジオ中がどよめきました。まさに「パーフェクト」な視力です。

スタジオ収録では3人の被験者の近視の改善結果だけでしたが、オンエアされた番組では、近視以外にも、オサートがレーシック後の再近視化や遠視、老眼に対しても有効であることが紹介されていました。そのため、番組終了直後から、番組中で詳しく解説されていた近視よりも、むしろ番組では簡単にしか触れられてなかった老眼に対する説明を求めて、TBSにもクリニックにも、質問の電話がひっきりなしに掛かってきたのです。

結局、金スマの視聴者層には、近視と同時に老眼に悩む世代が多いことが判明し、今回、老眼をテーマにした番組作りが企画されたわけです。

しかし、実際には今回のテーマの方が、番組側として、被験者探しにかなり苦労したようです。テーマが「老眼」となると、どうしても抵抗を感じるタレントさんがいてもおかしくありません。結局、金スマ第二弾の「老眼」企画が6月に計画されてから、実際にすべての被験者が決まるまで、およそ3か月がかかりました。

その被験者の1人目は、金スマレギュラーメンバーの「假屋崎省吾」さん。実は、彼は第一回目の放送の際に、ビックリするほど効果を出したオサートの近視治療をスタジオで目にして、「自分もやってみたい」とおっしゃっていました。ところが、假屋崎さんは本業の華道家として以外にも、多方面で活躍されていて、超過密スケジュール。なかなかコンスタントにクリニックを受診することができません。オサートの治療を進める上で大きなネックになったのが、假屋崎さんのスケジューリングでした。

2人目の被験者は、TBSアナウンサーの「秋沢淳子」さん。彼女は仕事柄、睡眠時間が不規則な時もあり、やはりレンズを装用して十分に睡眠をとる日程が確保できない期間もありましたが、さすが局アナです。自局の番組のためとあって、かなりこまめに気を遣って治療に臨んでくださいました。

被験者の3人目は女優の「いとうまい子」さんです。彼女は強い近視に老眼が加わっている状態でしたので、まずはその強度近視を、時間をかけて段階的に減らしていかなければなりません。そのために、レンズを何段階かステップアップさせなければならないので、3人の中では最も時間を要しました。

一応、想定されたオンエアの日程を考えながら、経過中の取材を交えて治療を進めていくわけですが、3者3様にそれぞれの事情があり、すべての被験者の足並みを揃えてスタジオ収録に臨むまでには、大変な苦労がありました。

そして、スタジオでの視力測定では、遠近ともに、3人全員が素晴らしい結果を示してくれました。以下は、それに至るまでの舞台裏です。

Oseirt 3

假屋崎省吾さんの場合

初めてクリニックで検査した時、假屋崎さんの裸眼視力は、右0.6、左0.5でした。医学的な数値では、右の近視度がマイナス1・75、左の近視度はマイナス2・25。乱視度は右がマイナス0・25に左がマイナス0・50という状態。軽度の近視に、非常に軽い乱視が加わっています。いつもかけているメガネは、これを矯正する近視用メガネです。このメガネをかけると、遠くは右1.5、左1.5まで見えるのですが、逆に手元を見る時の近見視力は右0.2、左0.2に落ちてしまいます。メガネをかけて矯正すると、遠くは良く見えるようになるけれど、逆に近くが見えにくくなってしまう。これは、立派な老眼です。

假屋崎さんのように軽度な近視の人は、ふつう老眼の自覚があまりありません。老眼は調節力が低下して遠近に焦点を合わせる範囲が狭まってしまいます。そして少しずつ遠視傾向が進んでいきます。もともと軽度の近視であった假屋崎さんのような場合、老眼になって少し遠視傾向が出てくると、遠くを見ることは楽になります。おそらく、メガネをかけて遠くを見る視力は、老眼とともに上がってきている可能性があります。一方で、それまで良く見えていたメガネでの近見視力は、老眼で遠視傾向が進んだ分だけ見えにくくなります。

「近くを見る時にはメガネなしの方が良く見える」と言っていた假屋崎さんのように、老眼が進むと、遠くを見るための近視用メガネでは近いところが見えにくくなるため、近くを見る時にはメガネを外すことが多くなります。このように、メガネをかけたり外したりしている場面は、中高年の方々で良く見かけます。これは、言ってみれば、「かくれ老眼」の状態です。「かくれ老眼」では、メガネを外した裸眼では近いところが良く見えるので、近いところが見えなくて困る「老眼」を、あまり強く自覚する場面が少ないだけのことです。

假屋崎さんの場合、裸眼での遠見視力は右0.6、左0.5。裸眼の近見視力は右0.4、左0.7。裸眼での近見視力はまずまずです。しかしメガネをかけて近視を矯正した状態では、右が1.5、左も1.5に上がるものの、近見視力は右0.2、左0.2に下がります。これが「かくれ老眼」の証明です。もし假屋崎さんの目がもともと近視のない目であったら、假屋崎さんはかなり前から「老眼鏡」が必要になっていたはずです。

「かくれ老眼」を確認してから、假屋崎さんが全くメガネに頼ることなく遠方も近方も見えるようにする、すなわち老眼を良くするというミッションを達成するために、詳細に角膜のデータを解析しました。そして近視をどの程度まで改善すれば、その目標に達するのか計画を立てます。假屋崎さんの、「かくれ老眼」状態である近視の焦点を、レンズの力で徐々に移動させていって、最終的にはどこの位置に定めたら適切であるのか、ミクロンレベルでターゲットを設定しました。

ターゲットを正確に設定するためには、通常の角膜形状解析や角膜反応性などの計測に加え、裸眼での屈折データ（近視の場合のマイナス○Dとか遠視の場合のプラス○Dといった数値）、正確な遠見視力と近見視力、今使っているメガネの度数とそのメガネでの遠近矯正視力、理想的に矯正した場合での遠近視力、そして肝心の調節力などのデータが必要になります。

そして、決定されたそのターゲットに向かって、さっそく夜装着するレンズの設計に入りました。

ミクロンレベルで加工されたレンズが完成するまで、通常、1か月ほどの時間を要します。この間、假屋崎さん自身は、オサートに備えて準備することは何もありません。

初診から1か月後にクリニックを訪れた假屋崎さん。ようやく出来上がってきた、假屋崎さん専用の「世界でたった一枚」のレンズを手にして、これからが假屋崎さんの実践の記録です。假屋崎さんは、今まで一度もコンタクトレンズを目に入れたことがありません。オサートはハードレンズですが、假屋崎さんはソフトレンズさえ使ったことがないのです。コンタクトレンズに対する知識も全く皆無の状態から、夜寝る時に装用するコンタクトレンズを始めるのは、かなりハードルの高い初体験となります。

最初は、思ったとおり相当大変でした。まず、レンズの出し入れに難渋します。目の中に硬いレンズを入れるわけですから、その異物感は相当なものです。今まで一度もコンタクトを経験したことのない人ですと、最初はボロボロと涙を流します。その姿に同情しつつも、レンズを自分で出し入れできるようにならなければ治療は始まりません。

しかし假屋崎さんは、涙を流しながらも、「大丈夫です。なんとかできそうです」と、気丈な言葉を残して、クリニックを後にされました。しかし、おそらく假屋崎さんには、この「世界でたった一枚」のレンズとの格闘が、この晩から始まったはずです。それから1週間後、オサートを始めてまず最初の検査に来院された時の、假屋崎さんの少し憂鬱そうな顔つきが、それを物語っていました。あとで聞いた話ですが、同時期に始めた秋沢さんやいとうさんたちは、假屋崎さんがレンズと悪戦苦闘している姿を見て、このプロジェクトを続けられないのではないかと心配していたようです。

しかしその心配をよそに、假屋崎さんは、レンズの異物感を克服し、毎晩のレンズ装用をしっかりと続けていました。2回目の検診で来院された時には、「もうレンズにはすっかり慣れました」と話されていました。それは視力検査の結果に、みごとに表れていました。

レンズ装用から2週間で、彼の遠見視力は裸眼で右1.5、左1.5にまで上がっていました。しかし、これは当初の想定をはるかに超えて、あまり喜ばしくない結果でした。遠見視力は順調に上がりましたが、近見視力が右0.3、左0.3まで落ちてしまったのです。これでは彼が自分のメガネをかけて見える見え方と同じレベルであって、遠見視力と近見視力を共に上げる、という「老眼」を良くする目的を達することができません。

さっそく、レンズデザインの変更が図られました。近視改善効果を少し減らす方向に、焦点のターゲットをミクロンレベルで調整します。オサートでは効果を上げることも、効果を減じることも、レンズのデザインしだいで自由自在です。

調整されたレンズデザインで、改めて假屋崎さんのオサートが始まりました。そして、このレンズは、假屋崎さんの近視の焦点を、ちょうど設定された位置に移動させたのです。まもなく、假屋崎さんの視力は遠見、近見ともにちょうど良く見える状態となりました。このままの状態でスタジオ収録になれば、近視の時と同じように、おそらく、またスタジオでの生の視力測定で、オサート老眼治療の実績が示せるはずです。しかし、残念ながら、ものごとは予定通りには進みません。

假屋崎さんは、この時期非常に多忙を極め、安定しない睡眠時間ゆえに、レンズを装用する時間も大変不規則となっていました。通常、オサートでは7時間前後の装用時間を想定してレンズをデザインしています。当初、まずまずの睡眠時間を確保できていた假屋崎さんですが、仕事が多忙になるにつれ、睡眠時間も、また睡眠の時間帯もまちまちになってきました。こうなると、オサートの効果も不安定となります。

更に、タイ（バンコク）に出張しての仕事があったり、また年末年始の期間には一時的にレンズの装用ができなくなったりしていました。お正月明けに検診に訪れた時、

図 10　假屋崎省吾さんの場合

【オサート前】

近視度	遠見視力	近見視力
裸眼視力	右0.6 左0.5	右0.4 左0.7
自分のメガネ	右1.5 左1.5	右0.2 左0.2

【オサート後（スタジオでの視力）】

	遠見視力	近見視力
裸眼視力	右1.5 左1.5 両目 2.0	右1.0 左0.9 両目 1.0

前回の検診までうまくいっていた假屋崎さんの視力は、すっかり崩れていたのです。

　これからがまた大変でした。再度レンズデザインと装用の仕方において、工夫に工夫を重ね、何とかもち直すことができたのは、スタジオ収録の1週間前のことです。

　スタジオでの視力測定で、假屋崎さんが驚異的な結果を示したことは、おそらくこの本を読んでいる方々は目にしているのではないでしょうか。なんと遠見視力が右1.5、左1.5。一方の近見視力も右1.0、左0.9。オサートによって、裸眼視力は遠近ともに向上しています。これなら、老眼が存在しない完全な裸眼視力の状態だと言えるでしょう。

　実は、この日のスタジオ収録で、假屋崎さんは冒頭からメガネをかけていませんでした。メガネなしで遠方も近方も良く見えるので、家に忘れてきてしまったとのことです。すでに假屋崎さんの目に、そのような状況が起きていた様子が示されていたのです。もはや、裸眼で十分に遠方も近方も良く見えるため、メガネの生活から完全に解放されていた状況が。

　スタジオ収録から1か月が経ちました。超過密スケジュールの假屋崎さんは、あれからまだクリニックにいらっしゃっていません。しかし、そのままオサートを続けていれば、今でも全くメガネなしで遠方も近方も良く見えているはずです。

Oseirt 4

秋沢淳子アナの場合

秋沢さんは、假屋崎さんより少し近視度が強い状態でした。しかし、普段はまったくメガネをかけていません。ニュースを読む時は手元の原稿が裸眼で良く見えるので、通常の仕事においては裸眼で十分です。ところが問題は、ときどき臨時でニュースが入ってきたりする時。臨時ニュースの原稿は2メートルほど先のモニターに映るので、少し先にある原稿を見て読まなければなりません。その時、文字の大きさによっては2メートル先のモニター原稿が見えにくくなることもあるので、そのような場合に備えて一応手元にメガネを用意しているようです。

秋沢さんの近視度は右マイナス2・00、左マイナス2・50。軽度の乱視もあって、その乱視度は右マイナス0・75、左マイナス0・25。

この近視度での裸眼視力は、遠見視力において右が0・15、左が0.1。近見視力においては右0.7、左0.8。とても軽い近視ですから、車を運転するような場合以外は、裸眼で十分に生活できます。近見視力も良好なので、さほど老眼の実感はないはずです。

ところが、2メートル先のモニターが良く見えるように、ネガネで秋沢さんの近視を矯正したとしましょう。この時、遠見視力は右1.0、左1.0に向上しますが、今まで裸眼で良く見えていた近見視力は右0.2、左0.2と、極端に落ちてしまいます。やはり、「かくれ老眼」です。

この軽度な近視に老眼が加わった状態に対処するのは、假屋崎さんの時と同様、技術的に難度が増します。軽度近視を良くして遠見視力を上げれば、ふつう近見視力が相当低下してしまうのが一般的だからです。

実際に秋沢さんの場合も、オサートの最初のデザインでは、この現象を避けられませんでした。オサートを始めて1週間で飛躍的に向上した遠見視力（右1.0、左1.2）に対して、近見視力は右0.4、左0.3に低下しました。これでは通常ニュースを読む時に、手元の原稿が見えにくくなってしまいます。これを改善すべく、ただちにレンズデザインの変更にとりかかりました。

しかし、ここでまた一つ大きな問題が出てきました。デザインしたレンズが出来上がってくるのに、通常ではおよそ1か月かかります。どんなに急いでも2週間は必要です。その間、秋沢さんの遠近バランスを、どのように調整するのか？

そこで、こんな方法を提案しました。右と左のレンズを交互につける方法です。1日目に右のレンズだけを付ければ、翌日は右の遠見視力は上がり、その分すこし近見視力は下がります。その近見視力は昨晩レンズをしていない方の右目の視力が補います。2日目にはその逆に、左のレンズだけを付けます。そうすると今度はレンズを付けた左の方が遠方は良く見え、近方が少し見えにくくなります。あたかもカメレオンの目のように、片方の目で遠方を、そしてもう片方の目で近方を見ることになります。一見不自由そうに見えますが、実際には老眼の治療として、この片方ずつで遠方と近方を分担して見分ける「モノビジョン（単眼視）」という方法があるくらいです。

しかし、同じ単眼視の方法であっても、オサートの交互装用をしばらく続けていくと、レンズをした時の状態としなかった時の状態との差が徐々に縮まり、遠近視力と近見視力が平均化していきます。秋沢さんの場合も、最初はあきらかな「モノビジョン」でしたが、2週間もすると見え方が平均化して、ごく軽い「モノビジョン」状態にすっかり慣れてしまいました。

「この見え方で十分安定しているので、しばらくはこの方法を続けたい」という秋沢さんからのご希望もあり、この「変則モノビジョン法」を継続することにしました。

ところが、またまた問題発生です。年末年始をはさんだ1週間ほどの休みの間に、秋沢さんはレンズ装用をいったん中止されていたのです。スタジオ収録の日程は、年末の時点ではまだ決まっていませんでした。假屋崎さんの場合もそうでしたが、それぞれの被験者は年末年始という、いつもとは変則的な生活時間を過ごすこの時期に、レンズ装用がすっかり不安定になってしまっていたのです。

正月明けに受診された秋沢さんを検査して、びっくりしました。年末の時点では非常に安定して、遠方も近方も共に良く見えていた状態が崩れ、すっかり元の状態に戻っていたのですから。

図11　秋沢淳子さんの場合

【オサート前】

近視度	遠見視力	近見視力
裸眼視力	右0.15 左0.1	右0.7 左0.8
自分のメガネ	右1.0 左1.0	右0.2 左0.2

【オサート後（スタジオでの視力）】

	遠見視力	近見視力
裸眼視力	右1.2 左1.2 両目 1.5	右1.0 左1.0 両目 1.0

それからが、また大変でした。その時すでに、番組のスタッフさんからは、スタジオ収録が1月下旬になりそうだと聞いていたからです。今から再び「変則モノビジョン」を再開したのでは、安定した遠近視力を取り戻すのに、時間的に無理があります。今までの「変則モノビジョン」方式を再開すれば、今からでも老眼がある程度良くなった状態を示すことは何とかできるでしょう。しかし、以前に大変良い状態にまでもっていけた実績を見ているので、限られた時間の中で何とか以前のレベルにまで回復できないものかと思案しました。

「そうだ。以前に、デザインを変更して作ってあったレンズがあるじゃないか！」

さっそく、そのレンズを試すことになりました。レンズの圧力バランスを微妙に調整して、遠方も近方も共に良く見えることを想定して作り直してあったレンズです。それまでのモノビジョン方式を変更して、新しいレンズでの装用が始まりました。

このレンズは、基本的には、両眼に毎晩装用することを想定しています。しばらくすると、このレンズで、以前と同じように遠近バランスが良好な裸眼視力を、再び取り戻すことができました。

秋沢さんは、そのような状態でスタジオ収録の日を迎えました。

Oseirt 5

いとうまい子さんの場合

いとうまい子さんの場合は、強い近視でした。その近視度は右がマイナス6・50、左マイナス6・75。乱視度も右マイナス1・25、左マイナス0・25です。両眼とも強度な近視に加え、右の視力には乱視も影響を与えています。このレベルの近視ですと、普通に近視を良くしていくという目標であっても、通常、3ステップから4ステップほどのステップアップを、時間をかけて慎重に進めていく必要があります。1段階ステップアップするのに、普通2~3か月かかりますから、スタジオ収録までの限られた時間の中で、老眼治療という、更に微妙なレベルを追及していくのには、非常にハードルが高いミッションであると言えます。

このように、オサートを進めていく上で重要な要素は、視力ではありません。むしろ近視度や乱視度・遠視度の大きさを表す屈折値D（ディオプター）の数値です。オサートは視力を改善させる治療と言うより、正確にはディオプターを改善させる治療であるからです。もちろん、ディオプターが改善すれば、それに伴って視力も上がってくるのが一般的なので、結果的には視力は向上します。しかし、視力への反映のされ方には大きな個人差があるので、必ずしも視力の向上を保証するものではないのです。

オサートを進める上で、患者さんは、自分自身の近視度（屈折値）が、最初幾らであったかを認識しておかなければなりません。治療の進行に伴って、この屈折値が低下していくはずです。仮にまだ十分な視力に到達していなくても、ステップアップによって順調に屈折値が低下しているようであれば、経過良好と判断すべきです。更なる屈折値の低下を目指してステップアップを進めていけば、最終的には自分の目指す視力に到達できる可能性が見込めるからです。

さて、いとうさんの場合は、この最初の屈折値が大変大きい、強度近視のレベルでした。

これをステップアップによって段階的に小さくしていくわけです。通常、１ステップごとに1.5から2.0程度の屈折値の低下を期待して、ステップアップを計画します。いとうさんの最初の屈折値は乱視も加えれば7.0を超えるレベルなので、少なくても3段階、場合によっては4段階までを想定しなければなりません。かなりの長期戦です。

しかし、いとうさんには他の人にはない、大きなアドバンテージがありました。それは、いとうさんが以前からハードコンタクトレンズを装用していたという点です。假屋崎さんも秋沢さんも、今までハードレンズの経験は皆無でした。オサートは、レンズ素材によっては多少柔らかめのレンズも選択できますが、基本的には目の中に入れると異物感の強いハードレンズです。初めてこれをつけた時の感想は、「ゴロゴロして痛い」はずです。このレンズに慣れるのに、まずは大きなハードルがあります。

当院でのオサートの最年少者は3歳です。普通のハードレンズを3歳のお子さんがつけることは、その装用感を考えればほぼ不可能と思われます。ただしオサートは夜つけるので、昼間は装用感が悪くてつけられない人でも、比較的早期に装用に慣れていきます。そして、もともとハードレンズに慣れていた人にとっては、今まで使っていたハードレンズより、オサートの方が遥かに装用感に優れると、ほぼ全員が感想を述べられます。それは、オサートが完全なテイラーメイド（個人対応型）のレンズだからです。

「テイラーメイド」という言葉は、21世紀の医療コンセプトにおける、一つのキーワードです。完全個人対応で「世界でたった一枚のレンズを作る」のがオサートです。私は、このオサートを「Strictly Personal」という言葉で表現しています。それこそズバリ、「完全な個人対応」です。

いとうさんの場合、強度近視ゆえに治療の難易度は高いのですが、ハードレンズ経験者なので、ハードレンズ装用に慣れているという大きなメリットがあります。それはまず、レンズの取り扱いに習熟しているということ。レンズの脱着（出し入れ）時にトラブルを生じことがなく、レンズ管理がしっかりしていて、レンズがずれた時にも落ち着いて修正できるなど、安心かつ安定して治療を進めていける可能性があります。

第二に、角膜自体がハードレンズになじんでいるので、装用感が良いことはもちろん、オサートで重要となるレンズの位置が、瞳の中で正中位を保ちやすい可能性も高いのです。

そのような、強度近視というデメリットと、ハードレンズ経験者というメリットとを併せ持ったいとうさんに対して、さっそくオサートが開始されました。

ちなみにオサート開始前のいとうさんの裸眼視力は、遠見視力が右0・02、左0・02。近見視力が右0・15、左0.2。この状態で適切に矯正すると、遠見視力は右1.0、左1.0に上がりますが、近見視力が右0・08、左0.1に低下するという「かくれ老眼」です。

とにかくステップアップのスピードを速めなければ、遠見視力さえ見えるようにはなりません。そこで、ここでも変則的な方法を考えました。通常は1ステップずつ検証して、次のステップのレンズをデザインしていきますが、時間に限りのある今回の場合、最初の1段階目のレンズデザインの際に、1段階での効果を想定して、同時に2段階目のレンズもデザインして作っておいたのです。

そのため、1段階目のレンズをおよそ1か月装用した時点で、あらかじめ用意してあった2段階目のレンズに変更しました。しかし、1段階を始める前に2段階目をイメージするのですから、この場合、ミクロンレベルで多少の誤差が出ることもやむを得ません。そこで、その誤差も念頭において、想定される誤差の範囲でデザインを変えた複数枚のレンズを作っておきました。

この準備が奏功して、2段階目まで、いとうさんの近視は順調に軽快していきました。この段階ですでにいとうさんの裸眼視力は、遠見視力で右0.3、左0.4。近見視力で右1.0、左1.0の向上を示していました。極めて経過良好です。そこで、この時点で第3段階目のステップアップレンズをデザインしました。治療開始2か月後のことです。

ところが、第3段階のステップアップレンズに、問題が生じました。レンズの圧バランスが想定以上に行き過ぎてしまい、遠見視力はさらにアップしたものの、逆に近見視力が下がってしまいました。その上、右のレンズ位置が瞳の上方に偏りやすい傾向が生じて、乱視が拡大してしまったのです。これでは、視力は上がっても、その質が落ちてしまいます。オサート開始後3か月後のことです。

ただちに、レンズデザインの修正にかかりました。この3段階目あたりからが、実はレンズデザインが大変難しくなります。そしてそこからが、オサートが力を発揮するステージでもあります。

まもなく修正デザインのレンズが出来上がってきました。このレンズは、圧バラン

図 12　いとうまい子さんの場合

【オサート前】

近視度	遠見視力	近見視力
裸眼視力	右０.０２ 左０.０２	右０.１５ 左０.２
自分のメガネ	右１.０ 左１.０	右０.０８ 左０.１

【オサート後（スタジオでの視力）】

	遠見視力	近見視力
裸眼視力	右１.０ 左１.０ 両目 １.２	右１.０ 左１.０ 両目 １.０

スを微妙に調整して、遠近ちょうど良く見える位置に焦点を定めることと、上方に偏移する傾向を示した前のレンズでのフィッティングを、ちょうどレンズ位置が中央に定まるように改善するために設計されたレンズです。

その結果は、スタジオ収録で示されました。

いとうさんがオサートを開始して、5か月が経過していました。

Oseirt

6

近視でなかった人の老眼はこうして治す

今回の金スマでは、3名の方々が被験者としてオサートを試し、近視だけでなく、はたして老眼にもオサートが効くのか、を検証するための番組でした。その目的は、スタジオ収録の模様で十分に果たされたと思います。3者共、遠見視力だけでなく、近見視力も裸眼で見えるまでに十分回復して、オサートが老眼にも効果を出すことが実証されました。

近視をもった人の老眼は、その近視の程度にかかわらず、ミクロンレベルで設計されたオサートの近視用レンズで、遠近共にバランス良く見える状態に改善させることが可能です。しかし、番組では触れられなかった、「もともと近視でなかった人の老眼」に対しても、はたしてオサートは有効なのでしょうか？

本当は、私は番組の製作の中でここまで触れて欲しかったのです。もともと近視の人は、老眼になってもその自覚が小さいことは、前章でお話ししたとおりです。老眼を強くしかも早く感じるのは、「もともと近視があった人（近視あり）」の方ではなくて、「もともと近視がなかった人（近視なし）」の方です。今回の番組では、こちらの方（近視なし）の人たちへのアプローチの仕方が、全く説明されていません。しかし、実際に老眼に悩んでいるのは、むしろ近視なしの方々だと思うのです。

私は何度もその必要性を訴えたのですが、近視なしの老眼は説明が難しくなるという理由で、結局番組では十分に説明してもらえませんでした。収録後、ずっと心に引っかかっていたそのことを、この本で説明してきたつもりです。

結論として、オサートは、近視なしの老眼の方々にも、きわめて有効です。この時使用するオサートのレンズは、遠視用のものです。遠視用レンズの原理はすでに前の章で詳しく説明しました。この遠視用レンズを、近視なしの老眼の方々の治療にも用います。

近視ありの老眼治療に用いるのは、オサートの近視用レンズですから、しょせん近視を治していくだけのことです。ただし、どれだけ近視を残すか、という非常に繊細で微妙なレベルを達成するために、大変な苦労はあります。それらは前に示した3人の例ですでにご理解して頂けたでしょう。

しかし、オサートによる老眼治療が本領を発揮するのは、どう考えても遠視用レンズを用いた時の方です。何といっても、現在世界の中でも、このレンズを使って老眼を治療しているのは私だけなのですから。

遠視用レンズは、はじめは遠視自体に悩む京都の女の子（とその母親）に関わったことで開発されました。その後、このレンズを多くの遠視の患者さんに提供する中で、私の中に、あるアイディアが浮かんできました。

「遠視用レンズは、近視のない老眼にも使える」

Oseirt 7

番組でふれられなかったこと

こうして始まった、近視なしの老眼の方々へのオサート治療は、すでに500名近くの患者さんに実践されています。オサート全体の患者さんが1万3000人ほどですから、まだ遠視用レンズで老眼を治療している人の数は少ない方ですが、それでも最近どんどん増えています。

結局、オサートによる老眼治療は、近視用と遠視用の、両方のレンズデザインを持ち得て初めて成り立つ治療だと言えます。今回の金スマでは、その一方の例しか紹介されませんでしたので、ここで、近視なしの老眼に対する治療法を詳しく説明しましょう。

近視がない人が老眼になると、医学的には遠視の数値で表される状態となります。ですから、老眼鏡は、同時に遠視用眼鏡でもあります。老眼鏡の度数は、近視の場合のマイナスではなく、遠視を表すプラスで表現されます。そしてこのプラスの数値が大きければ大きいほど、老眼が強いことを意味します。

プラス3Dの老眼鏡が必要な、遠視で表される老眼としましょう。この遠視度を減らしていくためには、遠視用オサートの適応となります。遠視用オサートのテストレンズも、症例とともに徐々に増えていって、現在では5000枚に及んでいます。これだけあれば、相当強い遠視レベルでも、近視と同じように段階的にレンズを変えていって、ほぼゼロにまで遠視を軽減させることが可能です。ただし、そのためには何段階かのステップアップが必要で、そのおおよその見通しは、テストレンズを付けた前後での検査結果で予測がつきます。

ただし、近視の場合よりも、遠視の方がはるかに結果のばらつきが多く、テストレンズでの結果だけで、ステップアップのレベルを正確に判断することは困難です。更に、同じ遠視用レンズを用いても、その反応は若い世代と老眼世代とでは大きく異なります。当然予想されることですが、若い世代の遠視であれば、最初からその効果は相当大きく見込めます。一方、老眼として表現される遠視の場合には、若年者ほどの効果には及ばない場合が多いと言えます。そして、その効果の表れ方自体にも、老眼治療の場合の方に、大きな個人差が出ます。

そうであっても、通常プラス３Ｄの遠視性老眼であれば、一般的に1段階のレンズでプラス１Ｄからプラス1.5Ｄ程度にまで遠視を低下させることができます。そして第2段階のレンズに進みます。このレンズでは、遠視度をゼロに近いレベルまで下げることを目標にします。通常、若年者の遠視治療においては、遠視をゼロに近づければ遠くも近くも共に見えやすくなるのが一般的ですが、老眼治療の場合は異なります。

遠視をゼロにしても、おそらくまだ近見視力は十分に上がっておらず、手元が良く見えるという実感には乏しい場合が多いのです。老眼治療としての遠視改善のターゲットは、遠視度ゼロを更に通り越して、少しだけ近視側に傾ける必要があります。この時、どの程度近視側に傾けるのかは、本当に個人差が大きいので、一人ひとりについて慎重に検討していかなければなりません。

もし3段階目のレンズで、仮に焦点が設定レベルより大きく近視側に傾いてしまった場合には、今度は少しだけ元に戻して遠視側に傾けます。このように微妙な調整を繰り返して、遠方も近方もバランスよく見える位置に、焦点をピンポイントで設定していく。これがオサートです。

近視治療を初めてもう14年ですから、初期の頃からの患者さんの中には、老眼が始まって、今まで遠方と共に良く見えていた近方の視力が、徐々に見えにくくなってきた方もいらっしゃいます。そのような時には、「オサートも歴史が重ねられてきたなあ」と感慨を深くしますが、実際には近視用レンズのデザインを変えて、今までターゲットとしてきた焦点を、少しだけ近視側に移動させることで対応します。

オサートによる老眼治療を開始してからもすでに10年経ちますから、最初にデザインしたレンズでは、進行した老眼に対応できなくなっている場合があります。そのような時にも、焦点のターゲットを少しだけ更に近視側にずらすように、デザインの変更を図って対応します。

このように、年齢を重ねても、近視と老眼を、共にその年齢に応じた最適な見え方に追求することが、オサートでは可能です。もちろん、そこには非常に精密なレンズ設計と精巧なレンズ製作の技術が伴わなければなりませんが。

第六章

オサートの更なるイノベーション

Oseirt

1

近視改善は更に進化する

前章までに、近視とともに、オサートが老眼にも有効であることを解説してきました。老眼治療はすでに実績が蓄積してきているとは言え、近視の実績から考えれば、まだまだ改良の余地ありです。近視であれば、今まで0・01の裸眼視力が最大1.5にまで改善した例さえあります。医学的な近視度で表現すれば、マイナス12Dの強度近視が、オサートによってマイナス1.5Dにまで改善しました。ここまで近視を減らすためには、6段階のステップアップを要しています。

ただし、もちろんすべての強度近視の患者さんに、これだけの効果が上がるというわけではありません。マイナス12Dの近視であれば、その半分のマイナス6Dに近視度を減らすだけでも、医学的には大きな意味があります。強度近視では、緑内障・視神経萎縮・網膜剥離・黄斑変性など、将来的に大きな視力損失に至る可能性がある重大疾患を引き起こすリスクが高くなります。これらのリスクを減らす方向に強度近視を低下させていくだけでも、将来的に視力を保つ観点からは、非常に重要なことです。

一方で、マイナス12Dからマイナス1.5Dにまでなる患者さんもいれば、一方ではどんなにがんばってもマイナス6Dにまでしか近視が減らない患者さんもいます。オサートに対する反応におけるこの両者の違いは、いったいどこに原因があるのでしょうか？ 実は、その点がまだよくわかっていません。テストレンズの前後での結果で、ある程度その患者さんの近視改善経過を予測することは可能です。しかし、強度近視になればなるほど、反応が良くて驚くほどの近視低下傾向を示す人もいる一方で、なかなか予定通りに経過が進まない人もいます。

この違いを解析して、あらかじめ、どのような人においてオサートの反応が強く出るのかが解明できれば、最初からきめの細かい、そして信頼性の高い治療計画をたてることが可能になります。さらに、反応の悪い要素を突き止めることができれば、その要素を改善して、すべての患者さんの目に、オサートの効果をより大きく提供することができるようになるかもしれません。

この目的に合わせてすでに各種の機械を備え、角膜の柔らかさや形状の特徴によって、オサートの効果にどうような変動がもたらされるのかを解析する作業を進めています。近い将来、かなりの強度近視であっても、最初から綿密な治療計画を立て、その計画通り順調に近視が改善していくことが、近視用オサートの更なる進化によって可能となるでしょう。

Oseirt

2

遠視と老眼改善への期待

オサートの老眼治療には、近視以上に、更に多くの改良要因があります。レンズデザインはすでに5000パターンを超えて、かなり強い遠視にまで対応しています。今までの最高値としては、プラス6.5の遠視をマイナス0.5にまで低下させた例さえあります。これらは、海外での屈折手術学会などで発表を重ねてきました。しかしいずれも、これ程の効果を示すのは、若年者の遠視の場合です。

同じ遠視用レンズを用いて治療する、近視なしの老眼に対しては、まだこれほどの効果を出すことができません。おそらく若年者よりも角膜の硬さが増している老眼世代の角膜では、オサートの反応が減弱されてしまうからでしょう。

この限界を打破すべく、現在、今までの概念とは全く異なる斬新な遠視レンズの開発に入っています。新しい遠視用レンズは、近いうちにオサートのラインに加わることになります。このレンズシリーズをもって、今までまだ大きな効果には結びついていないレベルの近視なし老眼の患者さんに対しても、新たなアプローチが可能になるのではないかと期待しています。

いずれにせよ、遠視用レンズにおいてはまだまだ改良の余地があります。遠視用レンズでの治療効果を、私が海外の学会で初めて発表したのが、10年ほど前になります。この発表を聞いたアメリカの医師が2名ほど、その後遠視用レンズでの治療を始めました。しかし、今なお、世界で遠視用レンズでの治療を行っているのは、2014年2月現在、私を含めて3~4人程度であると考えられます。世界的に老眼人口の増加が予想される中で、今後、近視に代わって老眼治療が、この領域の大きなテーマになることは間違いありません。

その観点から、遠視用オサートの他にも、今までまだ一度も試されたことのない画期的な老眼治療を目指して、新たな治療法の開発にも最近取り掛かったところです。

Oseirt 3

円錐角膜治療の次のステップ

オサートによる円錐角膜の治療実績も、多くの国際学会で発表を重ねてきたテーマの一つです。２００４年のパリと２００５年にローマで開かれたＥＳＣＲＳ（ヨーロッパ屈折手術学会）や、２００５年にワシントンで開催されたＡＳＣＲＳ（米国屈折手術学会）では、オサートによる近視治療・円錐角膜治療、そしてレーシックなど屈折手術後の不具合を治す治療としてのオサートについて、その内容を詳しく解説する2時間の教育セミナーを担当しました。これらの機会を通して、ヨーロッパやアメリカの眼科医の間にも、夜つけるコンタクトレンズに対する理解が徐々に浸透していきました。私が教育セミナーを担当する以前に、このような内容を担当する医師が皆無であったからです。

その後、円錐角膜がレーシックとの関わりで大きくクローズアップされるようになると、オサートは一層注目されるようになります。およそ8年くらい前のことです。

この時期、ヨーロッパでは、レーシックの禁忌とされる円錐角膜の治療として、次の項で述べる「クロスリンキング」が話題になっていました。国際学会に足しげく通う中で、私は2007年にウィーンで開かれたEOS（ヨーロッパ眼科学会）の会場で、初めてクロスリンキングに出会います。

このクロスリンキングをオサートに応用すれば、おそらくオサートを、その最終形に近づけることができる、と直感した私は、その後、更にヨーロッパの学会に頻繁に出かけて、クロスリンキングを精力的に習得していきました。このころ、私は年間14～15回、欧米の国際学会に出席していました。

さて、私はこの時期、すでにオサートで円錐角膜を良くすることに成功していました。一方のクロスリンキングは、円錐角膜の進行を予防する治療です。かたや、病気を良くしていって視力を上げていくことができるオサートに対し、クロスリンキングは病気の進行を止めて、すでに悪い視力をそれ以上悪くさせないための治療です。誰が考えても、オサートの方に分があることは歴然としています。

私はオサートにクロスリンキングを加えることで、すでにオサートで良くした状態の円錐角膜を、良くしたままの形で維持させることに成功しました。オサートとクロスリンキングとのコンバイン療法です。この治療法をひっさげ、国際学会で更に頻繁に発表を重ねていったのです。

現在、円錐角膜に対するオサート・クロスリンキングは、三井メディカルクリニックにおいてはすでに珍しい治療ではなくなりつつあります。しかし、やはり遠視性老眼における遠視用レンズの場合と同様に、オサートの後のクロスリンキング効果を、事前から十分に予想することが極めて難しいのです。

今後、円錐角膜の患者さんをまずオサートで改善しておいてから、その効果をクロスリンキングで永続させるオサート・クロスリンキングの精度を更に積み上げていくことが、次なるステップの目標です。

Oseirt 4

クロスリンキング

前項で解説したクロスリンキングは、もともとヨーロッパで、円錐角膜の治療として発展してきた治療法です。その権威は、ドレスデン大学からチューリッヒ大学に移った「テオ・ザイラー」教授です。彼はもともと物理学の教授であったのですが、レーシックを開発し、その後クロスリンキングも開発した過程で医学部の教授となりました。

彼は物理学も教えることができる教授でありながら、もちろん医師でもあります。レーシックにはレーザーを用い、クロスリンキングには紫外線を用います。いずれも、レーザーや紫外線という物理的なファクターを用いる治療ですから、もともと物理学の教授であったドクター・ザイラーならでは、と合点がいきます。普通の医師が、レーザーや紫外線に対して持ち合わせている知識はわずかなものです。レーザーや紫外線についての豊富な物理学的知識に基づいているからこそ、レーシックやクロスリンキングという画期的な治療法の開発が叶ったのかもしれません。

理論的な権威がこのドクター・ザイラーであるのに対し、臨床面でこれをどんどん推進していたのが、ニューヨーク大学の教授でアテネの診療所でも治療を行っている「ジョン・カネロポーラス」です。彼は独自にクロスリンキングを展開していました。その結果は国際学会誌に数多く掲載され、今やこの分野の重鎮です。

ドクター・ザイラーとドクター・カネロポーラスは、ある意味ではよきライバル関係にあります。彼らは共に相手の業績を認め合っていて、新しい治療を推進する同志としての仲間意識を感じます。しかし、学会の場では、お互いの仕事を細部に渡って鋭く指摘し合います。もちろん、言葉使いは大変紳士的に、ですが。そうした彼らの姿には、お互いの仕事を検証するために議論を尽くし、この新しい画期的な治療の効果と安全性を高めて、治療精度を洗練させていくという、互いの間に共通に存在する意識を感じるのです。ドクター・ザイラーが進める治療法が「ドレスデン・プロ

ドクター・ザイラーと著者

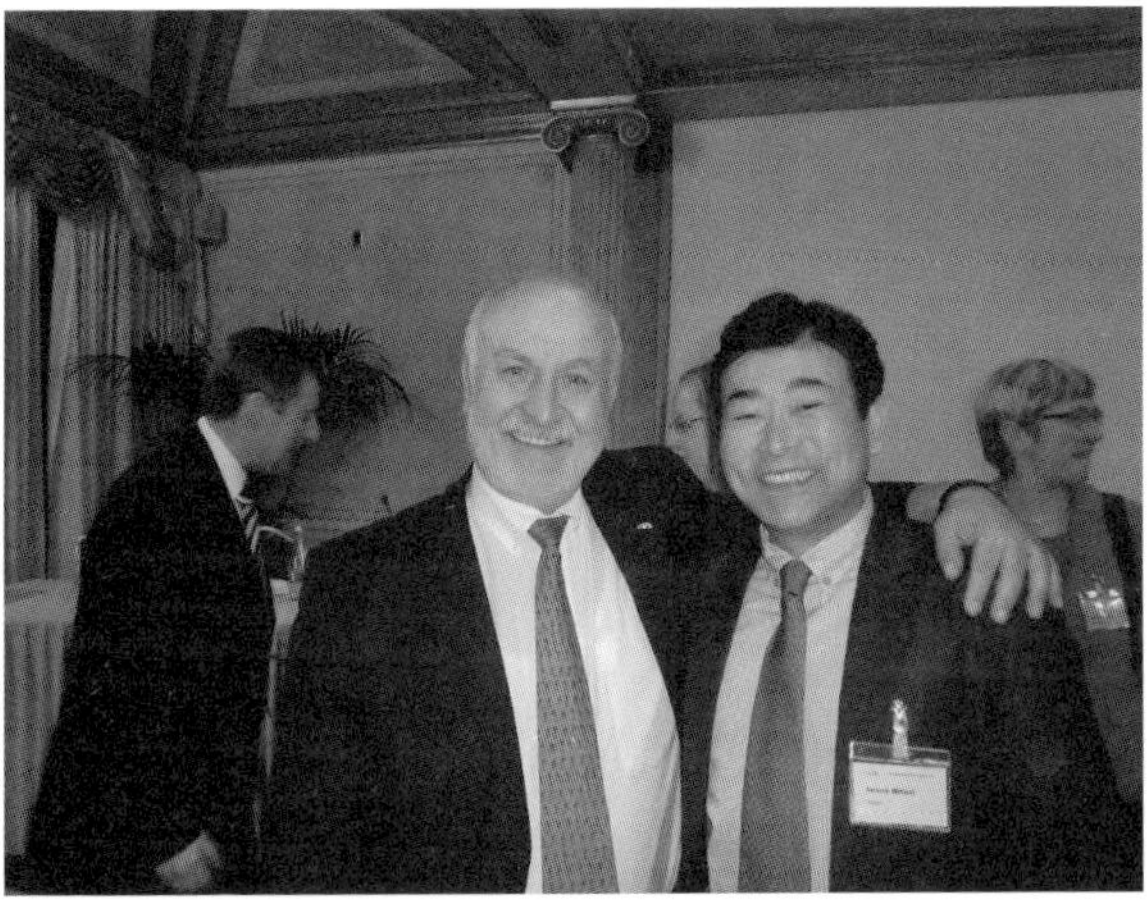

ドクター・カネロポーラスと著者

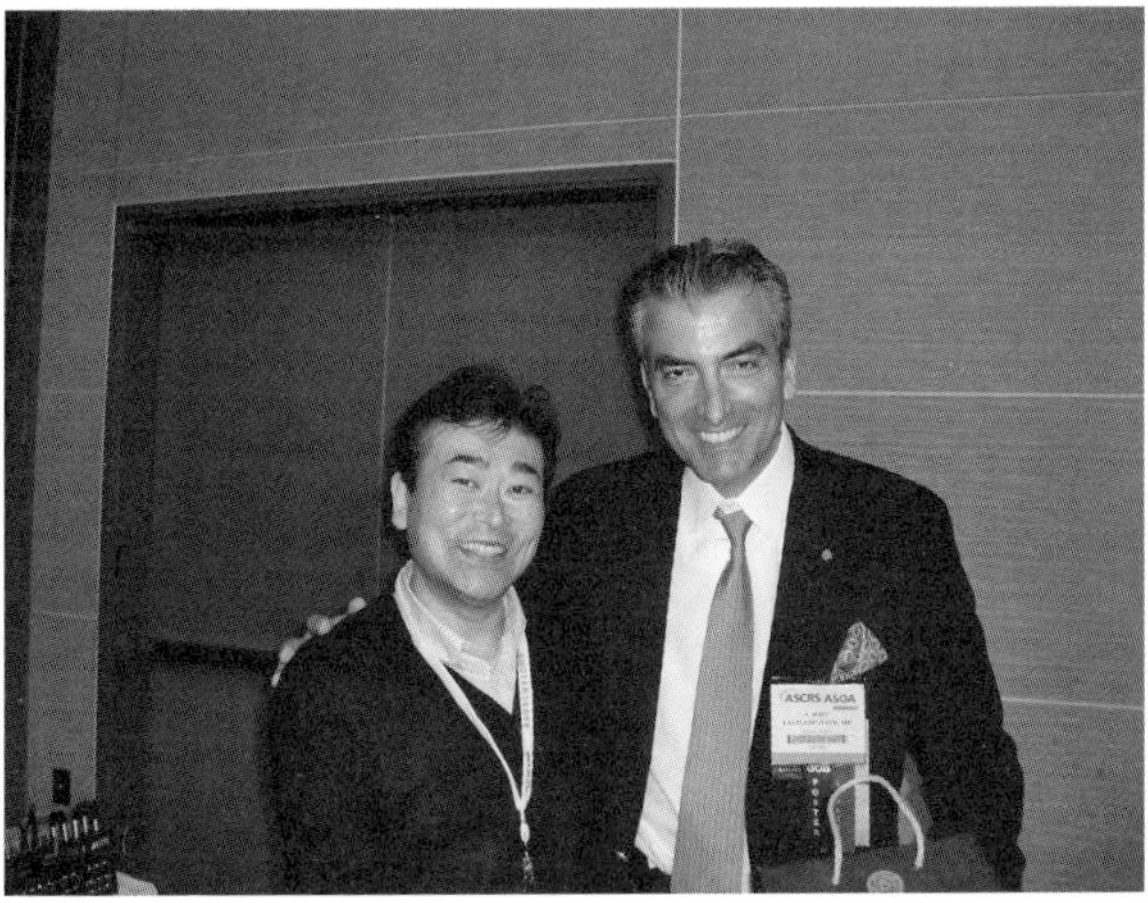

SOE（ヨーロッパ眼科学会）で発表する著者

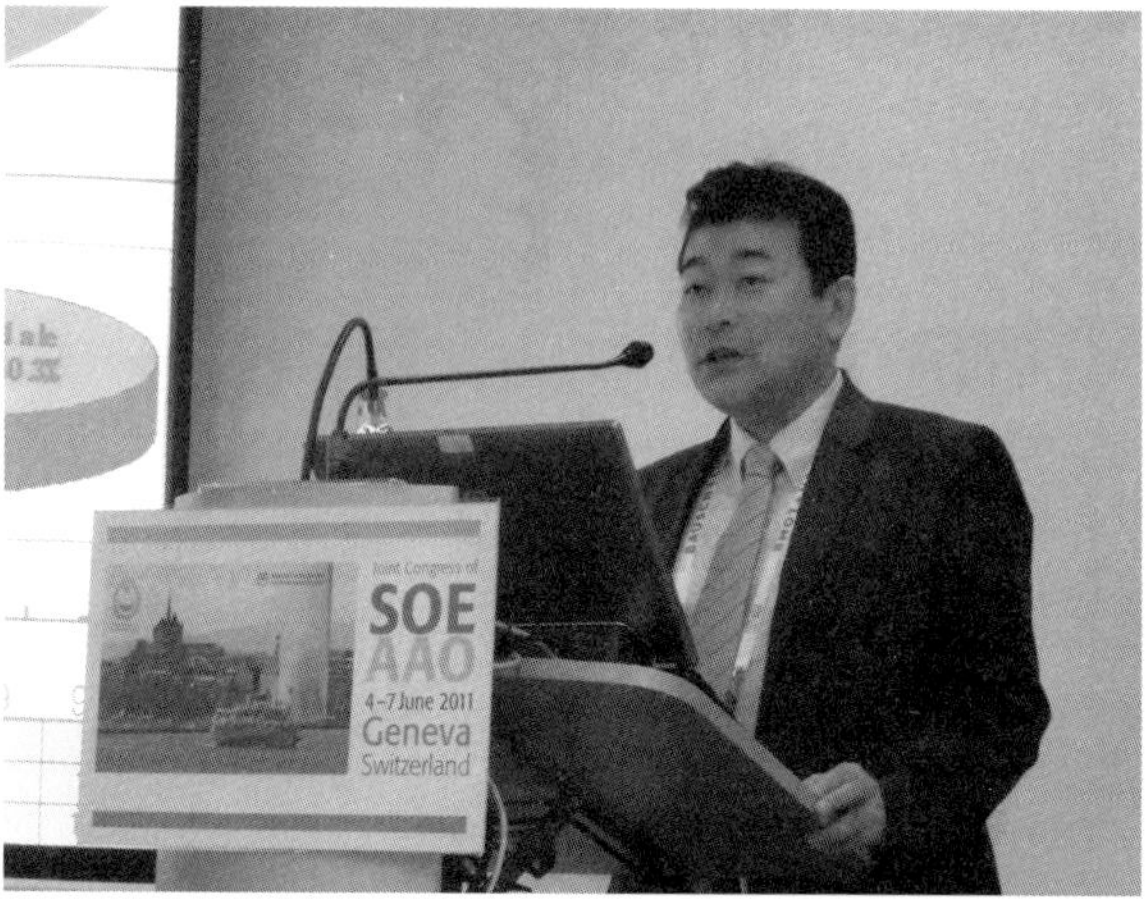
Joint Congress of
SOE
AAO
4–7 June 2011
Geneva
Switzerland

トコール」と呼ばれているの対し、ドクター・カネロポーラスが自らの方法を「アテネ・プロトコール」と称しているのも、その背景に、両者が互いを認め合う暗黙の了解めいたものがあるからに他ならないでしょう。

前に話したとおり、私は2007年のSOE（ヨーロッパ眼科学会）で、クロスリンキングのセッションに参加し、そこでテオ・ザイラー、そしてジョン・カネロポーラスと知り合うことになりました。この学会で、クロスリンキングの症例を多数発表していたもう1人の医師がいました。アレクサンドリアから来ていた「オサマ・

ドクター・オサマ・イブラハムと著者

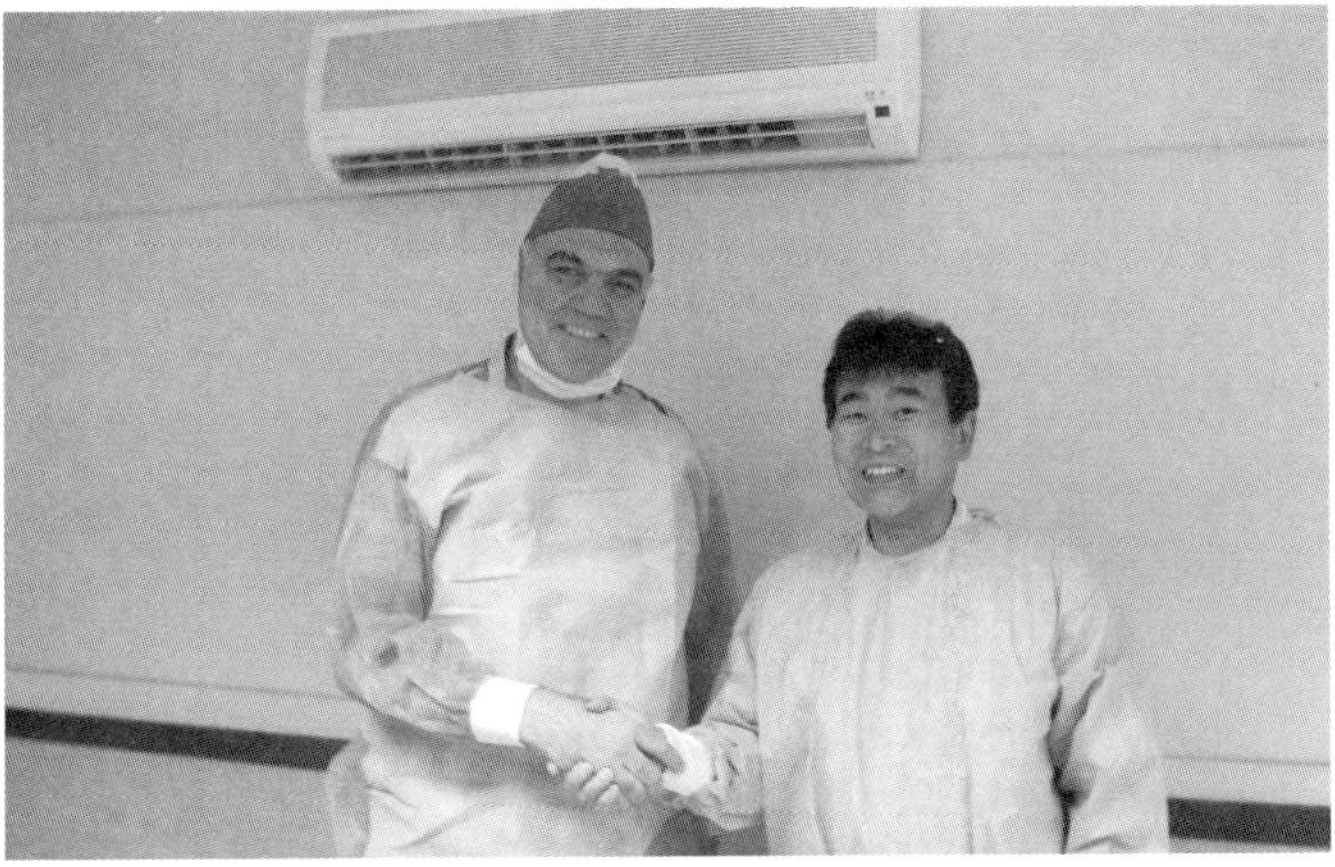

ドクター・ライター、ルディ・ペーシュケーと著者

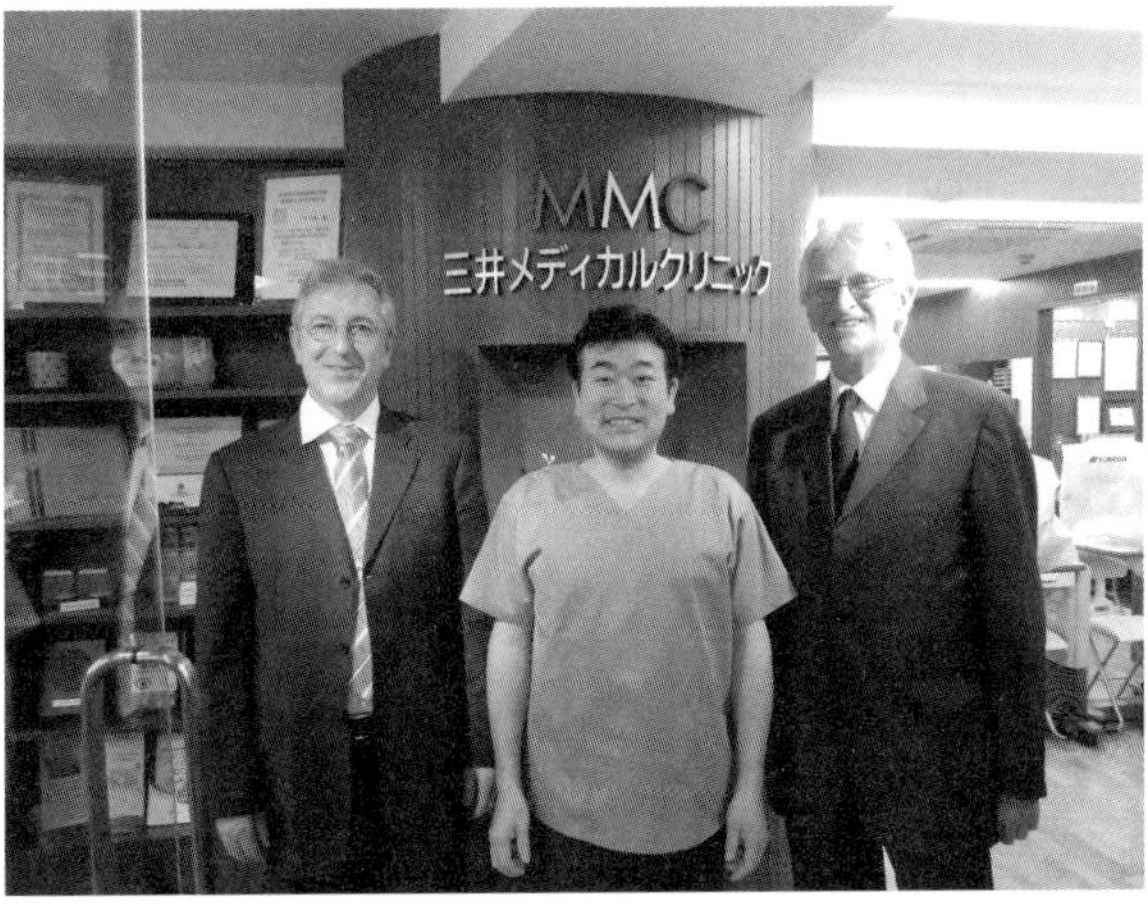

イブラハム」です。彼もまた、学会の理事を務める重鎮です。東洋人をほとんど見かけない学会で、クロスリンキングの知識を求めて、はるばる日本から来ていた私に対し、幸いにも彼らは大変温かく接してくれました。この先彼らとは長い付き合いになりますが、今ではそれぞれ「テオ」・「ジョン」・「オサマ」と、互いにファーストネイムで呼び合う関係です。

私は自分でクロスリンキングを始めるのに先立ち、アテネにあるジョンのクリニックと、アレクサンドリアにあるオサマのクリニックを訪問して、クロスリンキングの実際を見学させてもらいました。日本ではまだ行われていなかったからです。その後知り合いになったミュンヘンの「ドクター・ライター」からも彼の豊富な経験について伺うことができたことは幸運でした。他にも、クロスリンキング用装置の販売会社社長であるペーシュケーも、機械の操作の仕方などを大変親切に指導してくれました。今では彼のことも、「ルディ」と、そのファーストネイムで呼んでいます。

初めてクロスリンキングと出会ってからはや7年。その間、２００８年にドレスデンで開催された「クロスリンキング会議」以降、毎年この専門学会に参加し、自分の関わった症例を発表してきました。その中で、この領域の多くの先駆者の先生方と知り合いになれたのは、私にとって大きな財産です。

私が自分のクリニックで最初にクロスリンキングを行ったのは、6年も前のことです。この時、なんとドクター・ライターと、ルディが、私のクリニックでの最初の手術に立ち会ってくれたのです。彼らの存在は、私にとってどれだけ大きかったことでしょう。経験豊富な二人が後ろに控えていてくれたことで、私のプレッシャーは大変軽減されました。こうして、初めてのクロスリンキングは無事終了しました。

Oseirt 5

オサート・クロスリンキング

このようにして始まったクロスリンキングですが、今では、角膜表面をそのままの状態に保ったままで手術する「トランスエピセリアル・クロスリンキング」を確立し、症例を重ねています。この「トランスエピセリアル・クロスリンキング」は、オサートを行ったあとの患者さんにクロスリンキングを施すうえで、実は避けては通れない技術であったのです。まだヨーロッパでも、その方法が確立されていない時期から、私はその試みを続けていました。これが成功した裏には、テオから頂いたアドバイスが大きく貢献しています。テオは今でも私の良き理解者であって、偉大な指導者でもあります。

一方のジョンも、彼が理事を務める学会に私を招いてオサート・クロスリンキングの効果を発表する機会を用意してくれたりして、オサートとクロスリンキングの融合を応援してくれています。

オサートはその後、円錐角膜の患者さんだけでなく、普通の近視患者に対しても試みられてきました。オサートで近視を良くした視力を、クロスリンキングで維持させようという試みです。これもまた、今まで世界的にも例のない試みであったので、最初は全くの手探り状態でした。それが今では「部分的」ではありながらも、すでにその成功例を学会発表しています。

「部分的」というのは、次のようなことです。まず、近視を治した状態にクロスリ

図13　円錐角膜に対する「オサート・クロスリンキング」の仕組み

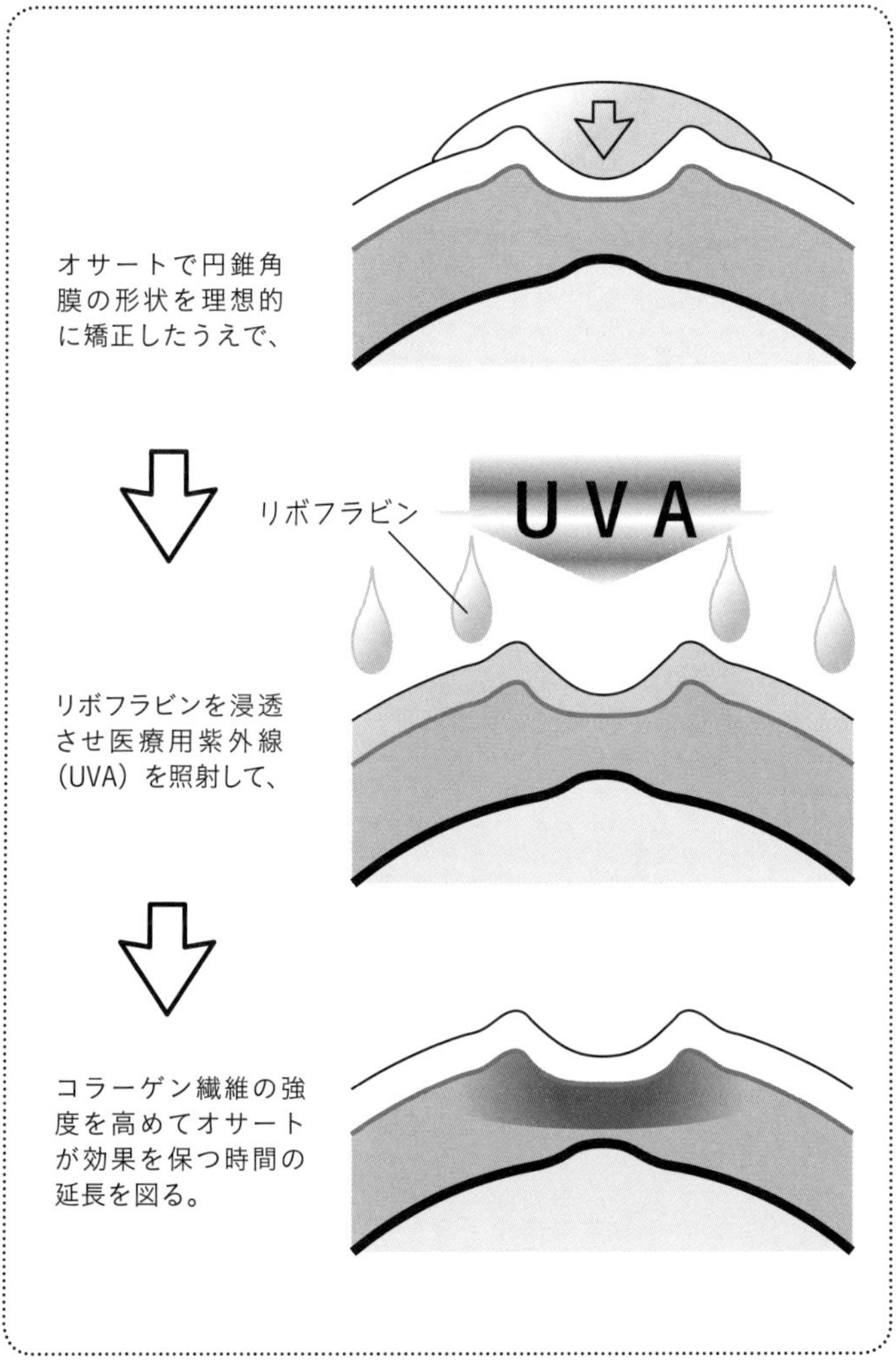
オサートで円錐角膜の形状を理想的に矯正したうえで、
リボフラビン
UVA
リボフラビンを浸透させ医療用紫外線（UVA）を照射して、
コラーゲン繊維の強度を高めてオサートが効果を保つ時間の延長を図る。

ンキングを加えても、改善された視力が永久に続くことはありません。レンズを夜つけなければ、どうしても徐々に視力は落ちていきます。しかし、この視力の落ち方は、クロスリンキングによって抑えられます。人によっては、毎晩レンズをつけなければ十分な裸眼視力を維持できなかったものが、クロスリンキングの後では、週に1回程度つけるだけでも、ある程度視力が維持されています。この「効果を維持する」時間の延長は、オサート・クロスリンキングですでに認められている現象です。ただしその効果はあくまで「部分的」であって、クロスリンキングによってレンズの装用から完全に離脱できるまでには至っていません。

また、クロスリンキングによるこの「部分的」効果も、現時点ではまだ軽度近視であった患者に認めるのみで、中等度から強度の近視においては、クロスリンキングを加えても十分な効果には結びついていません。

これらオサート後のクロスリンキングによる「部分的」な効果を、今後更に高めて、レンズを装用する頻度を極力減らしていくための取り組みを、現在行っています。そしてその先には、レンズを全くつけなくても、オサートで良くなった視力がクロスリンキングによってかなりの長期間維持される。最終期には、そのような将来像を描いています。オサート・クロスリンキングは、その可能性を秘めた画期的な治療法であると、私は信じています。

Oseirt 6

ケラフレックス

クロスリンキングと並んで、最近注目されている円錐角膜治療が「ケラフレックス」です。これは、どちらかというと、前述のドクター・カネロポーラス寄りの陣営が展開する治療法です。ケラフレックスでは、円錐角膜で突出してとがった部分に熱処理を施して、角膜中央部を平坦化させていきます。この治療はまだ症例数が少ないため、多くを語る状況ではないのですが、当院で行ったケラフレックスが奏功した円錐角膜の例を示しました（図14）。当院において施行したケラフレックスの、第2例目の患者さんです。

ちなみにケラフレックスの第1例は、インドから治療のためにわざわざ来日した女子高校生でした。日本において、まだその存在自体がほとんど知られていない2009年冬のことです。第1例を実施するに当たり、日本にはまだ見学できる所がなかったため、私は11月にロンドンで開かれたケラフレックスの研修会に、1泊3日という強行軍で参加しました。現地一泊、機内一泊という弾丸トラベルです。

その研修会で、ロンドン・ビジョンクリニックのドクター・ダン・レインシュタインの行うケラフレックスの結果に目を見張りました。他のあらゆる治療が奏功しなかった強度な円錐角膜が、ケラフレックスによって見事に改善し、矯正視力ばかりか裸眼視力まで向上している実例を目の当たりにしたからです。ダンもまた大変親切にしてくれて、彼からはその後も、ケラフレックスの実施に際して多くの貴重なアドバイスを頂きました。

ようやく準備が整い、満を持しての第一例がインド人であったというのも、この治療の希少価値を物語るものでしょう。ちなみに、彼女はその後イギリスの大学でデザインを学び、今はデリーのＩＴ企業でグラフィックデザイナーをしています。そしてちょうど1週間前、彼女のウェディングパーティーの招待状が送られてきました。どうやら、ケラフレックスは彼女の円錐角膜に対して今なお有効なようです。

さて、彼女のケラフレックスに続く2010年春、この図に示した、当院にとっての第2例目となる患者さんに、ケラフレックスが施されました。今度は日本人の青年です。

彼はもともと、両眼共に強い円錐角膜でした。最初はその両眼にオサートを施したのですが、右目はなんとか裸眼視力が出てきたものの、左目に関しては一向に効果らしき変化を認めませんでした。夜間オサートを行っても昼間の矯正視力が上がらないので、苦肉の策として、オサートのレンズを昼間つけることにしました。他のどのようなレンズをつけても、彼の場合は矯正視力が出なかったのですが、唯一オサートのレンズだけは、それをつければ良く見える、いわゆる矯正視力が出るレンズであったからです。

しかし、とがっている角膜に硬いレンズをつけるわけですから、レンズがこすれる痛さと圧迫感とで、とても長い時間つけていることができません。他に矯正視力を上

ケラフレックス術後　1日経過

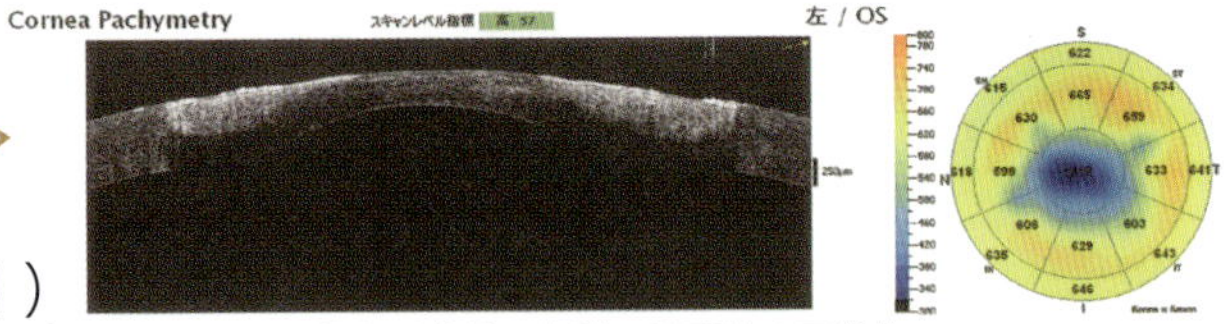

(1)

突出していた部分が改善。角膜の脆弱性も正常化。

ケラフレックス術後　2日経過

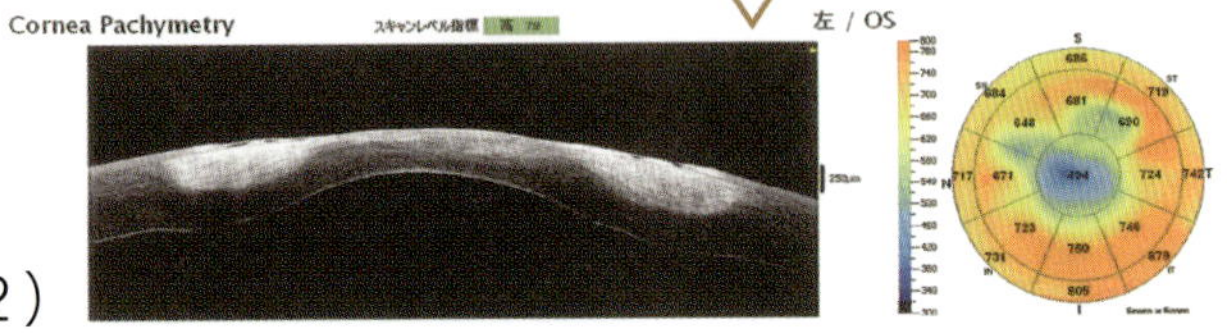

(2)

紫外線の照射部位が明瞭化する。

ケラフレックス術後　1週間経過

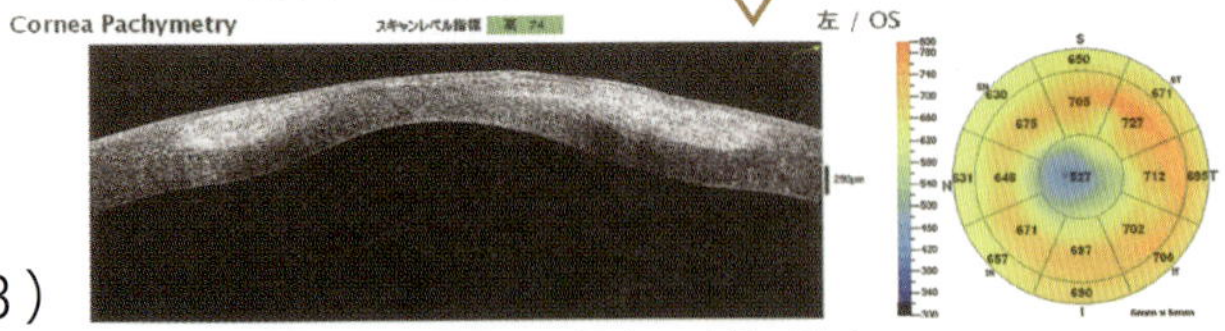

(3)

角膜形状の固定化が始まる。視力の改善が始まる。

ケラフレックス術後　2週間経過

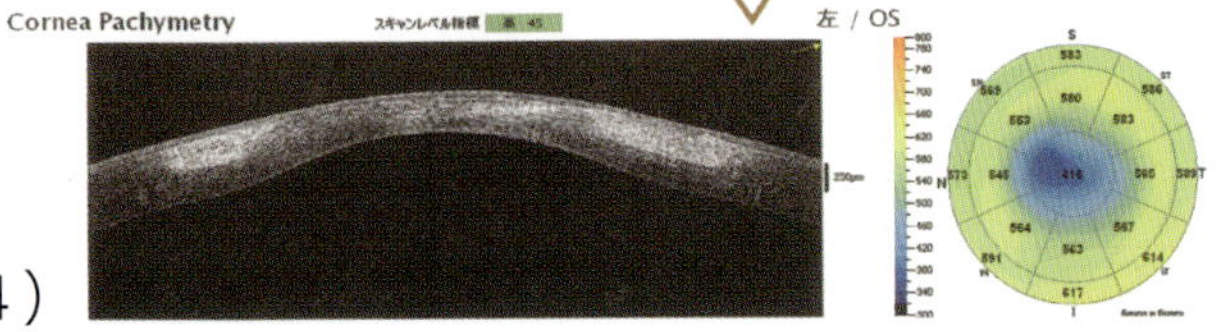

(4)

角膜形状は正常に近い形で固定。視力改善も更に進行。

図 14　ケラフレックスの治療例

円錐角膜の術後経過

ケラフレックス直前データ

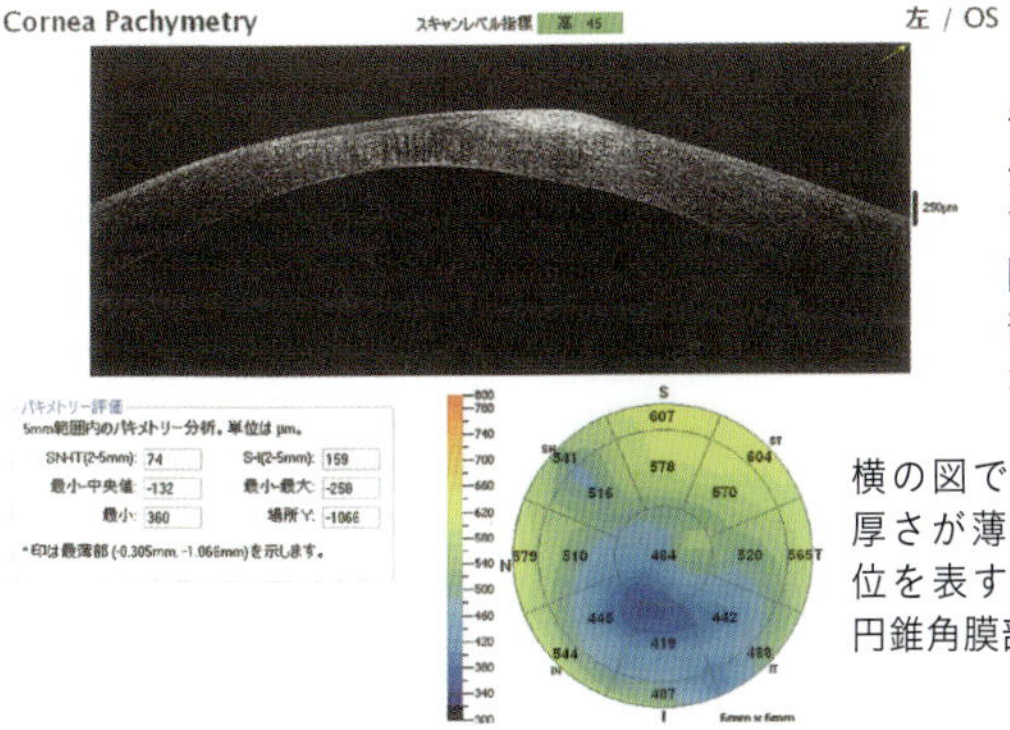

ケラフレックス
施行

手術前の角膜形状。少し白く盛り上がっている角膜右側（実際には角膜下方）の部分が突出した強度な円錐角膜を示す。

横の図で青い部分は、角膜の厚さが薄く脆弱化している部位を表す。この部位が上図の円錐角膜部分に一致する。

ケラフレックスによる視力改善効果

裸眼視力・矯正視力　経過表

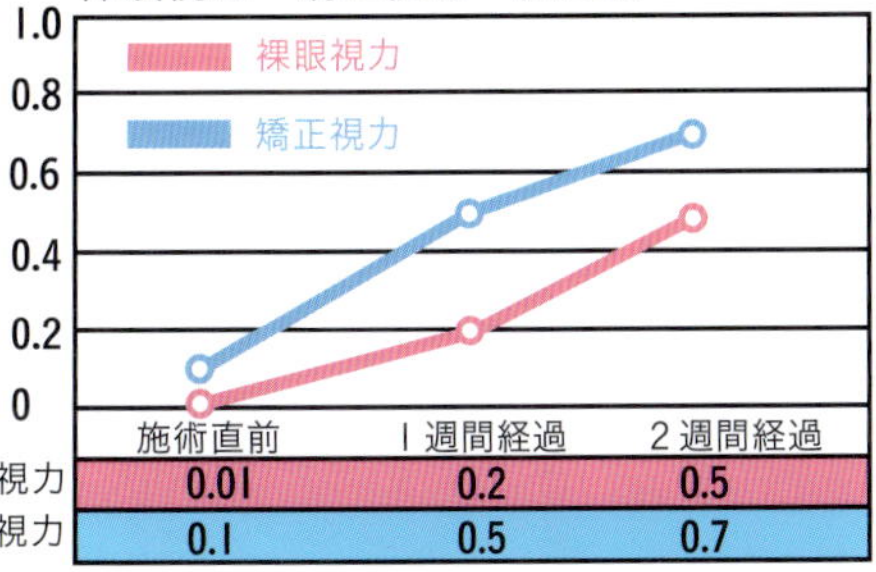

	施術直前	1週間経過	2週間経過
裸眼視力	0.01	0.2	0.5
矯正視力	0.1	0.5	0.7

裸眼視力と矯正視力が共に改善。

げる方法がないのですから、オサートが適さないとすれば、あとは角膜移植しかありません。しかし、角膜移植は献体からの角膜に交換するだけであって、それで視力が上がる保証はありません。

そうであれば、角膜移植の前に、少しでも矯正視力、そしてうまくいけば裸眼視力が上がるかもしれない方法を試してみる価値はあります。そこで、ケラフレックスが検討されたのです。

このケラフレックスもまた、成功しました。図に示したように、もともと角膜の右側に、突出した部分が認められた円錐角膜が、ケラフレックスによってその形状を均一化させていく様子が見てとれます。この形状変化によって、彼の裸眼視力と矯正視力は共にかなり向上しました。

ここまでは大変経過良好でしたが、この視力は1年ほどで再び低下してきました。円錐角膜自体の形状は、ケラフレックスによって改善した当時の状態とさほど変わらないのですが、視力はその後徐々に低下していって、手術当時の状態を長くは維持できませんでした。この原因は、まだよく解明できていません。

現在、この患者さんには、ケラフレックス後の角膜形状を、さらにオサートで扁平化させることを試みている最中です。しかし、そのためにはまた新たなテストレンズを開発しなければなりません。ケラフレックスによって変化した部分の径は3ミリ程度です。この3ミリの領域に合わせて、オサートが圧変化をもたらすようにレンズの設計を考えなければなりません。オサートの通常のデザインでは、この部分の径を6ミリ以上に設計しているので、これを3ミリに合わせるとなると、大変な工夫が必要になります。トータルで、すべての領域の径を変更させていかなければならないからです。

各領域の圧力バランスを絶妙に保つうえで、この各領域の径にかかる圧力をいかに有効に保つのかが、成否を分ける大きな要因となります。その最も重要な領域の径を半分にしなければならないのですから、苦労の大きさが推し量られるでしょう。現在、そのための努力が積み重ねられています。

用語説明

ケラフレックス：高周波数のマイクロ波を用いて、角膜のコラーゲンに熱エネルギーを加えることで、角膜に環状のパターンを形成する治療法。強度の円錐角膜に対し、最終段階の治療としての角膜移植を行う前に検討する選択肢の一つ。

Oseirt 7

オサートの効果を高める周辺器具

オサートが、角膜に与える絶妙な圧力バランスによって効果を上げる技術であることは、今までの説明で十分に理解していただけたことでしょう。そのために、レンズの最適なフィッティングを求めて、完全個人対応の理想的なレンズデザインを極める。その技術こそが、オサートの成否を決めます。

と、ここまでは、オサートのレンズデザインを手がける、医師の立場からの話でした。

一方、このレンズを患者さんが実際につけるのは、クリニックではなく患者さんの自宅です。さすがに、そこまでは医師の目が届きません。しかも、患者さんはレンズをつけて睡眠するのです。睡眠時間がまちまちの場合もあれば、寝返りも打ちます。かりに寝相が大変悪い場合には、レンズに様々な不用意な力が加わります。まぶたが厚いのか薄いのかも、レンズに加わる不用意な力の一因となります。まして、マブタがかぶり気味となる「眼瞼下垂」傾向のある人の場合では、レンズにかかるマブタの力が更に不均一となって、オサートの効果を損ねる要素が一層大きくなります。

このように、最終的にオサートの効果を決めるのは、本当は患者さんの装用環境なのです。クリニックで検査する時には大変良いレンズフィッティングであっても、オサートを開始して1~2週間後に初めてチェックする際にあらためて観察してみると、びっくりするほどレンズがズレてしまっている場合もあります。そのような時には、視力改善効果も乏しくなります。

患者さんの寝相まで治すことはできませんが、オサートを装用して眠る場合には、上を向いて寝た方が望ましいに決まっています。横を向いて寝れば、重力の影響でレンズがズレたり、あるいは枕に押し付けられてズレたりします。その要因は様々ですが、しかし、多くの患者さんを見ていると、検査に訪れた時の検査結果とレンズフィッティングを注意深く観察することで、だいたいその患者さんがどのような格好で寝ているのかが類推できるようになります。

寝相が不適切であることが疑われる場合には、そのズレが補正されるように適切に指導しています。この指導で改善するレベルのズレであればいいのですが、それでも難しい場合に、当院では「オサート枕」を推奨しています。

「オサート枕」は枕の専門メーカーと共同で開発した、オサートの効果を補強するための専用枕です。寝相が悪くてレンズの位置が角膜の中央に定まりにくい患者さんには、この「オサート枕」を勧めています。実際、この枕の効果は侮れず、それまでズレていたレンズの位置が、オサート枕を使い始めてから補正されて、レンズ位置が中央に戻った患者さんが多く見受けられます。

この「オサート枕」も、私自身が何度もサンプルを試した末に開発されたものです。前にも書きましたが、私は新しい試みをするときに、必ず自分のカラダを使って確かめます。レンズを開発する時には、その試用レンズをまず自分の目に入れて確かめます。この枕についても、頸椎の湾曲にも良いように考えつつ、不用意な寝返りによって、レンズが入っている目に、枕からの圧力が不用意にかからないように工夫をこらして設計しました。私自身が使ってみて、大変良好な感触を確認して製品化したものです。

「オサート枕」に加えて、「オサートアイマスク」も開発中です。これによってレンズ位置の更なる補正を試みます。「オサートアイマスク」は、「オサート枕」を更に補強するあらたなオサートアイテムとなるでしょう。

眼瞼下垂の患者さんには、手術によって、眼瞼下垂そのものを改善することも検討します。マブタがかぶらなくなったことにより、レンズにかかるマブタからの不均一な圧力が解消されて、オサートの効果が一気に強まった患者さんもいます。

このように、角膜だけでなく、角膜を含んだ眼球の前眼部全体の形状を整えて視力の改善を図るのが「ＯＳＥＩＲＴ」です。オサートの「ＯＳＥ」はOcular Surface and Externalの頭文字です。これは「眼球表面とその前の部分」という意味です。角膜だけでなく、角膜を含めたその前の部分、すなわちマブタの形状と動きまでをも含めて、その最適な環境を作り出していくことを意味しています。ちなみにオサートの「I」はIntegratedの頭文字で「統合的に、あるいは総合的に」という意味。そしてオサートの最後の部分「RT」はRemodeling Therapyの頭文字。すなわち、「形状を整える」という意味です。

これらの頭文字を合わせた「OSEIRT」は、「眼球表面（角膜）とその前の部分（マブタ）に総合的に作用して形状を整える」治療法です。

これからも、この「OSEIRT」を補完する目的で、その周辺環境を整えるための「オサート・アイテム」を、必要に応じて次々に開発していくつもりです。

もうすぐ提供できそうなのが、度数を自在に変更できるメガネです。すでに、この目的のために、簡易的に度数を調整できるメガネとして「エマージェンシー」、「スペアペアー」、「ジョンレノン（サングラスタイプ）」の3つが商品化されています。もちろん当院でも、これらのメガネを揃えています。

強度近視や強度遠視の場合、オサートでは段階的に治療を進めていくので、はじめから良く見えるわけではありません。最初の段階ではまだメガネやコンタクトなど、昼間に使用する矯正具が必要になります。問題なのは、このとき、今まで使っていたメガネやコンタクトの度数が合わなくなることです。使い捨てコンタクトであれば、治療の進行に合わせて徐々にその度数を下げて対応しますが、メガネの場合は、治療の進行に伴いレンズのステップが上がるたびに、その都度、度の弱いメガネを用意しなければなりません。

最終的には不要となるべきメガネですから、経済的にももったいない話です。クリニックには、そのために様々な度数を揃えたレンタルメガネも用意しているのですが、いくら消毒済みとは言え、一時的にせよ他人の使ったメガネは使いたくない、という患者さんもいます。

そのため、今までにはない方法で、近視・遠視さらには乱視の度数さえ、何度でも変えられるメガネを開発し、特許を申請しました。近い将来、この可変メガネを当院のオサート患者さんに、自信をもって提供できると思います。

Oseirt

8

オサートへの想い

以上のような、診療をサポートするアイテムの開発などは、本来医師が行うべきものではないと考える人がいるかもしれません。このようなアイテムの商品化を、商業主義と批判する向きもあるかもしれません。

しかし、はたしてそうでしょうか？　レンズを提供するだけで、「あとは自分で努力して」と突き放すのが、本当に患者さんの視力を改善したいと願う医師の態度でしょうか？

精度に精度を重ねて提供したレンズであっても、医師の手が離れた家庭という環境で使用していく中で、その装用環境に問題があって徐々に不具合が生じてきた時に、レンズ装用がより適切な方向に向かうように指導していくのも医師の大きな役目です。さらに、指導だけではなかなか改善しない状況であれば、それをサポートする方法を考案して、積極的に患者さんに働きかけるのも、医師に求められる姿だと思っています。

私には、かつて遠視に悩む京都の少女が、その母親と共にクリニックを訪れた時のことが忘れられません。少女の遠視を進行させないために、担当した眼科医は、遠視用メガネをかけて生活することを少女の母親に勧めました。ここまでは普通の話です。

医師からメガネの必要性を説かれた母親は娘を説得し、メガネをかけて学校へ行かせます。しかし、遠視用のメガネをかけると目が拡大されて見えるため、少女は学校でいじめに合い、不登校になってしまう。メガネをかけるくらいなら、もう学校へは行かないと、母親に強く訴える。それを担当の医師に相談すると、それでもメガネをかけなければ遠視が進行してしまう、という医師の言葉に母親は思い悩む。遠視のためにはメガネをかけろという医師と、メガネをかけるくらいなら学校へは行かないと拒否する娘のはざまで、母親は憔悴し切っていたのです。

この話を聞いて、私は医師というものがいかに傲慢で、しかも無力であるのかを思い知らされました。たしかに、強い遠視の状態を放置すると、徐々に見る力そのものが衰えて弱視になる場合さえあります。この点では、その担当医のいうこともうなずけます。しかし、メガネをつけることを嫌がるがために不登校になってしまっては、少女のこれからの人生が思いはかられます。その少女の人生そのものを考慮したら、あまりにも突き放した言い方ではないでしょうか？　この点からいえば、この医師はいかにも傲慢で無責任だと言えるかもしれません。

しかし、現実問題として、遠視には遠視のメガネをかけるしか方法がないのです。すべては、この医師が、メガネ以外に少女の遠視にアプローチする方法を持ち得なかったことに、原因があります。何の武器も持たない兵士が強い敵に対して無力であるのと同様に、限られた方法しか持ちえない医師は、その方法が現実的ではないかもしれない患者を前にして、いかに無力なのでしょう。

母親の話を聞いて、何とかして遠視にも有効なレンズデザインができないものかと、私は思い悩みました。オサートの技術開発の第一歩は、全てがこの瞬間から始まりました。これは、遠視にはメガネをかけるしかないと思い込んでいる医師への、ささやかな抗議でもありました。

視力に関わる問題のすべてが、オサートで解決できるというわけではありません。しかし、それまではあり得ないと思われてきた状況を、オサートが変えていく可能性はあります。

再生医療のように「人類の未来を変えたい」などと大それたことを言うつもりはありませんが、少しでも「人類の未来に貢献したい」との想いから、オサートの開発に関わってきました。

それは、かつて私がNASAという組織で、人類のフロンティアに挑戦するミッションの元に集まった、志の高い研究者たちに囲まれていたからかもしれません。あるいはMITという科学技術の先端を追及する研究者の集まる環境に身をおいた経験が、レンズをミクロンレベルで設計する技術に活かされているからかもしれません。

NASAもMITも、普通の医師が研究先に選ぶ組織ではありません。その点では、私は医師として少しアウトサイダー的なのかもしれません。しかし、アウトサイダーならではのアプローチの仕方が、むしろ常識を覆す大きな結果を生むこともあるかもしれないと、最近、ひそかに思っています。

おわりに

ここまで、一気に書き進めてきました。

診療の合間を縫って、およそ1週間。ようやく、最終章までやってきました。

もともとこの本の企画は、2014年3月の金スマの放映に合わせて急きょ計画されたので、時間をかけて十分に内容を詰めるまでには至っていません。しかし、オサートが少なくとも近視や遠視に有効であって、これを治す近視用デザインと遠視用デザインの両方が伴って、初めて老眼の治療も可能になった、といういきさつについては理解していただけたのではないでしょうか。

実は、この本には続編が計画されています。すでにこの本から1か月後の刊行が予定されているので、また明日からは、その企画を詰めていかなければなりません。続編では、今回十分には触れることのできなかった、職業的にオサートを必要としている方々に対するオサートの効用について、まずは解説したいと思っています。

世界には、さまざまな領域で、ある一定の視力が要求されている職業があります。

パイロット・警察官・消防官・自衛隊員などは、その代表例です。それ以外にも、電車の運転手やボクシングのプロ試験など、あまり知られていない職種や分野での視力規定があります。

私も初めはそのようなことに無頓着であったのですが、オサートによる近視治療を始めてから、世の中にはいかに多くの領域において、様々な視力規定があるのかを知らされてきました。

中には、もともとの裸眼視力では通らなかった資格試験や採用試験に、オサートで改善した視力をもって挑戦し、そして達成できた若者も多くいます。私がこの治療を日本に紹介したいと思った動機こそが、このような若者の役に立ちたいと考えてのことでしたから、私のクリニックからそのような若者が多く輩出できたことには、自分なりにも意義を感じています。ある若者の人生を、おそらくは希望に満ちた方向に導くために、オサートを介して関与できたことへの喜びです。

人類の未来を変えられなくとも、人類の未来に少しでも貢献したいという願いを、現在の私の立場から実践・実現する手段が、オサートなのです。しかし、そのオサートも、これを必要としている人たちに、その存在を知ってもらわなければ何も始まりません。

ちょうど、いい例が第一章の冒頭で説明した「的場勇人」騎手です。現在調教師をしている彼のお兄さんが、２０００年5月、私が日本で診療を開始して間もなく放映されたテレビ朝日の番組「ダヴィンチの預言」を見て、「視力規定に及んでいない弟が、視力を回復させて競馬学校に入るためには、この方法しかない！」と直感したことが、すべての始まりでした。

時期的にも入学願書の提出を迫られていた的場君（当時は中学3年生）は、当時を振り返って「もしあの番組を兄が観ていなかったら、この治療法の存在も知らず、視力が回復できずに、結局、競馬学校には入学できなかったと思います。願書提出のギリギリの期限で治療を始めることができて、本当にラッキーだったと思います」と話しています。

せっかく可能性を秘めた技術を持っていても、それが世に知られなければ若者の将来に貢献できません。―「一人でも多くの人々の未来に貢献したい」― それが、この治療を通じて私が志しているモットーです。その志を実現するために、テレビに限らず、雑誌・新聞・ラジオなど色々なメディアから頂く取材のオファーは、基本的にお受けしてきました。

今回の「金スマ」もそうでしたが、いったん取材を受けると、限られた時間の中でそれに対応ことに大変苦慮します。しかし、「一人でも多くの人々にこの治療の存在を知ってもらいたい」という願いを込めて、メディアを目にして、オサートの存在を知ってもらった人の未来に貢献するために、これからも同じ方針で臨んでいきます。

続編では、若者たちの夢の実現に、オサートを通してどのようにアプローチしてきたのかを、実例を交えて解説します。おそらくそれは、これから同じような方向を模索している若者たちに、勇気を与える内容になると思うからです。

また、オサートがプロスポーツ選手や、トップアスリートたちに、どのように関わってきたのかについても解説したいと考えています。トップアスリートの中には、もちろんオリンピックのゴールドメダリストも含まれています。

オサートがスポーツ選手の視力回復の方法として、他のいかなる方法よりも優れた治療であるのかは、多くのアスリートで証明されています。その実例をあげて、これからそれらのスポーツに挑戦しようとしている若者たちに、視力を良くすることが競技成績にも好結果をもたらすことを知らせてあげたのです。

もう一つ、続編の中で詳しく説明したいのが、現在、レーシックの抱えている問題です。昨年12月、消費者庁は、レーシックの安全性に対する警告を、大々的に広報しました。レーシックの安全性を問う疑問は、今まで何度もクローズアップされてきました。しかし、今回は、消費者庁という国の機関が、正式にレーシックに対する見解を明らかにした点に、大きな特徴があります。消費者庁は、レーシックによって起こった様々な障害を上げ、統計的な数値まで明らかにして、「レーシックによる合併症が数多く報告されているので、もしレーシックを行う時には、消費者（患者）はそれ相応の覚悟をもって臨むように」と警告したのです。

手術に伴うリスクを認識して、その上で受けた手術の結果に対する自己責任を認識させるのには大きな意味があります。しかし、もしそのような手術の安全性に関して国民に通達するのであれば、それは本来、厚生労働省の役割なのではないでしょうか。このような疑問を抱いたのは、私だけではないはずです。レーシックを取り巻く業界には、このように不可解なことが多々あります。

また、2011年から2012年にかけ、手術時の衛生管理上の問題から、レーシックによる多くの感染症を生じた事件が大きく報道されました。今回の消費者庁の勧告も重なり、レーシック業界への打撃が大変大きいと聞き及んでいます。

レーシックは、手術である以上、確率的には必ず誰かに何らかの障害が発生してもしかたがありません。レーシックに限らず、手術とはそういうものです。それが全身に及ぶ手術であれば、場合によっては致命的であったり、後遺症としての障害を患うことが長期に及んだりすることもあり得ます。これは、手術が、突き詰めれば「体を傷つける」治療法であるからです。この「体を傷つける」という行為に対して、医学では「invasive」という用語を用います。手術を受ける側は、手術の前に、やはりこれをしっかりと認識しておく必要はあります。

私は東邦大学で、前期に「医療の潮流」と題する講義を、後期には「航空宇宙医学」を講義しています。「医療の潮流」では、21世紀の医療コンセプトと考えられる

4つの要素、「Tailor Made（テイラーメイド）」「Nano Technology（ナノテクノロジー）」「Less Invasive（レスインヴェイシヴ）」「Tele Medicine（テレメディシン）」をテーマに話を進めています。これらについても続編で詳しく解説したいと思っていますが、オサートはこの4つのテーマをすべて満たす医療です。このうち、すでに「Tailor Made」と「Less Invasive」については本編で触れています。続編ではこれらの説明に加えて、さらにオサートにおける「Nano Technology」と「Tele Medicine」の要素についても、詳しく説明したいと考えています。

オサートがメディアに取り上げられると、これを快く思わない方々からの批判が必ず寄せられます。特に同業者からの意見が多いのですが。おそらく今回の金スマにおいても、番組中では、近視のある老眼に対してのアプローチのみであったので、「あれは単なる近視治療じゃないか」との意見が、もうすでに聞こえてきそうです。

そういう批判に備えて、私は何度も番組の制作スタッフに訴えました。近視のある人の老眼だけでなく、もともと近視でない人の老眼、すなわち遠視性老眼の場合には、オサートの遠視用レンズを用いて治療する過程を、番組の中で説明する必要性を強く訴えてきました。近視性老眼と遠視性老眼を共に治していく過程を実例で示して初めて、老眼の治療としてのオサートを、番組で明示できるからです。しかし、結局これは叶いませんでした。遠視性老眼を実践する被験者が見つからなかった（実際にはOKが取れなかった）からです。やはり、俳優さんやタレントさんにとっては、「老眼」を強調されることに難色を示すであろうことも理解はできます。そこで、番組では不十分であった部分を補うために、この本の中で「老眼」について詳しく解説しました。「老眼」を詳しく説明している一般書はなかなか見つかりません。その点においても、本書を読んでいただけたことに意味があると思います。

ただ、たとえ内容が私の意図するものと違っていても、テレビで取り上げられると問い合わせが殺到します。それを、メディアを使っての宣伝だと批判する人がいます。その状況を察してか、「出る杭は大変ですね」と気遣ってくださる患者さんもいます。そのような時、私はこうお答えしています。

「もし出る杭が打たれたなら、今度は別の所に違う杭を打ちますから大丈夫です」。

軽度の近視に限って言えば、14年前に私が種を巻いたこの治療法は、今ではもうそれほど珍しいものではなくなりました。しかし、強度な近視・乱視、そして遠視の治療ができるのは、私の所だけです。円錐角膜を改善していけるのもまた、私の所だけです。さらにはレーシック後の不具合を改善できるのも……。

今回の金スマのテーマであった老眼においても、近視と遠視の両方の治療ができるからこそ、近視性の老眼にも遠視性の老眼にも対応できるのであって、これも現在のところ私の所でしかできません。

このように、同じ土俵の上で出る杭になると、誹謗中傷が大きなストレスになるかもしれませんが、全く別の土俵で、他のだれもできないことをやっていれば、「出る杭を打つ」対象にすらなり得なくなるかもしれません。

今ではそんな心境で、更にオサートを推し進めるための技術革新に励んでいます。

私は大学で、私のもう1つの専門である「航空宇宙医学」をテーマとする講義を前期に、もう1つ「医療の潮流」という題名での講義を後期に担当しています。「医療の潮流」で扱うテーマは、先端医療から統合医療まで。話題は「再生医療」や「ロボットを使った遠隔医療」などの最先端医療から、「アーユルベーダ」や「温泉医療」

といった伝統医療・統合医療まで、また「医療政策」「医療経済」といった社会的な要素まで、医学を学んでいく上で知っておくべき様々な話題を交えて、今後どのような医師を目指して医学教育に臨むべきかに話が及びます。

その3か月に及ぶ講義の最後のコマを、私は次の言葉で締めくくります。

「医療には明らかに大きな流れがあります。そして、その大きな流れを変えることは、なかなかできません。しかし、その流れの行き着く先を見据えて、自分の立ち位置を決めることはできるはずです。今まで、医療の潮流と題して、その流れの方向性について具体的に講義してきました。これから医療を学ぶ皆さんに、こころに刻み込んでおいて欲しいことがあります。医療における大きな潮流の方向を見据えたうえで、その流れにただ身をまかせるのか、意識してその流れに乗るのか、逆に意識してその流れに逆らうのか、あるいは自らが更に新しい流れを作り出していくのか。皆さんには、これから医師として人生を進めていく中で、常にそれを心に刻んで、医療の現場に臨んで欲しいのです。」

どうか、続編の刊行も楽しみにお待ちください。

オサートに関するQ&A

Q オサートレンズは毎日装用する必要があるの？

A：基本的には毎晩装用します。しかし、最初の近視度が軽かったり、年齢が低く角膜が柔らかかったりする場合には、一晩の装用で2～3日効果が持続する場合もあります。また将来的には、オサートにクロスリンキングを加えることで、オサートの効果が持続して、レンズを毎日装用する必要がなくなる可能性もあります。

Q オサートに年齢制限はあるの？

A：レンズを安全に装用することができ、レンズの管理もしっかりとできれば、特に年齢制限はありません。実際には3歳から88歳までの方が治療されています。

Q 花粉症やアレルギーがありますが治療は可能ですか？

A：アレルギーや炎症の程度にもよりますが、抗アレルギー点眼薬を用いたり、通常使用するレンズ素材を更に酸素透過性の高いものに変えたりすることで対応します。しかし症状が重度の場合には一時的にレンズの装用を中止したり、適応検査の段階で治療をお断りしたりする場合もあります。

Q 治療開始後のレンズケアはどうすればよいのでしょうか？

A：レンズのケアの仕方は、通常のハードコンタクトレンズと同じです。オサートに用いるレンズの素材は通常のものより酸素透過性が高いので、特殊なタンパク除去剤など、特別に推奨しているケア用品もあります。これらは治療開始時のレンズの脱着指導の際に、詳しく説明されます。

Q 遠方に住んでいて頻繁に検診に行けませんが大丈夫ですか？

A：遠方の患者さんには遠隔診療も行っています。レンズを装用している様子を携帯電話やビデオカメラで動画撮影したものをメールで送ってもらえれば、医師が確認の上、レンズフィッティングに関して適切なアドバイスを行います。ただし遠隔診療はあくまで緊急時の対応と考え、少なくとも1年に1~2回は来院による検診を心がけてください。

Q レンズの耐用年数はどのくらいですか？

A：すべてのコンタクトレンズには耐用年数があります。オサートに用いるレンズの素材には、通常のレンズより酸素透過性に優れたものを使用して、夜間装用にも適する状態を維持しています。オサートでは、2年から3年経過したレンズは、高い酸素透過性を保つために更新していく必要があります。

著者プロフィール

三井 石根（みつい いわね）

ICU（国際基督教大学）を経て、筑波大学医学専門学群卒業。大学附属病院・国立国際医療センター（現・国立国際医療研究センター）などに勤務ののち渡米。NASA（米国航空宇宙局）エイムス研究所上級研究員、MIT（マサチューセッツ工科大学）客員研究員として宇宙医学や遠隔医療用新素材の研究に関わる。米国でオルソKと出会い、手術によらず自身の近視を改善した経験に基づき、2000年の帰国後、オルソKの専門診療を開始。その後オルソKを更に進化させたオサートを開発。オルソKでは困難であった強度近視・強度乱視・遠視・乱視にまで、オサートにより治療領域を広げてきた。新たにクロスリンキングを取り入れ、オサートでの視力回復効果を永続させるオサート・クロスリンキングの開発に取り組んでいる。

客員教授として、東邦大学医学部では「航空宇宙医学」と「医療の潮流」を講義する。

主な著書に「オルソケラトロジー・ハンドブック」（医歯薬出版）、「ヒトは宇宙で進化する」（ポプラ社）、「寝ているだけで視力は復活する」（青春出版社）がある。

経 歴

国立国際医療センター厚生技官、国立感染症研究所協力研究員、NASA（米国航空宇宙局）Ames Research Center, Senior Research Associate、MIT（マサチューセッツ工科大学）Visiting Researcher、大阪大学医学部非常勤講師、国立成育医療センター特殊診療部臨床研究員

現 職

日本温泉気候物理医学会評議員、日本航空宇宙環境医学会認定医、日本航空宇宙精神神経医学会理事、国土交通省指定航空身体検査医、一般社団法人日本オサート・オルソケラトロジー協会理事長、東邦大学医学部客員教授

STAFF
■表紙・本文デザイン　IZUMIYA

寝ている間に老眼回復

～手術のいらない視力矯正治療オサートのすべて

2014年　3月20日　初版第1刷発行

著者　三井石根
発行人　桑田篤
発行所　ATパブリケーション株式会社
〒105-0001 東京都港区虎ノ門1-17-1
虎ノ門5森ビル4F
TEL:03-5510-7725　FAX:03-5510-7726
http://www.atpub.co.jp
印刷・製本　三松堂印刷株式会社

ISBN978-4-906784-28-8 C0077

※本書の内容に関するご質問はATパブリケーションではお答えできませんので、ご了承下さい。

定価はカバーに表示してあります。